Traumabedingte Dissoziation

Das Selbsthilfebuch

Wie Sie Schritt für Schritt Ihr Trauma heilen, die Vergangenheit loslassen und zu innerem Glück finden

Anna-Lena Graß

Alle Ratschläge in diesem Buch wurden vom Autor und vom Verlag sorgfältig erwogen und geprüft. Eine Garantie kann dennoch nicht übernommen werden. Eine Haftung des Autors beziehungsweise des Verlags für jegliche Personen-, Sach- und Vermögensschäden ist daher ausgeschlossen.

ISBN: 978-3-969304051

Email: info@edition-lunerion.de
www.edition-lunerion.de

Psiana eCom UG
Berumer Str. 44
26844 Jemgum

INHALT

Leben mit traumabedingten Störungen

Trauma ist in den letzten Jahren zu einem Begriff geworden, der nicht nur immer häufiger verwendet wird, sondern aus eben diesem Grund auch die Bevölkerung spaltet. Die Psychologie hat in den letzten Jahrzehnten den Fokus verstärkt darauf ausgerichtet, die Gründe für psychologische Erkrankungen und Persönlichkeitsstörungen zu erforschen. Das führte dazu, dass Traumata zu einem zentralen Thema wurden, und je mehr wir dieses in der Tiefe verstehen, desto mehr wird seine enorme Bedeutung deutlich. Genau an dieser Stelle entsteht die angesprochene Spaltung innerhalb der Bevölkerung, die sich im Grunde fast als Generationskonflikt offenbart.

Vorab sei gesagt, dass jeder Mensch mehr oder weniger traumatisiert ist, darauf werden wir im Verlauf dieses Buches noch detailliert eingehen. Nun gibt es die Gruppe Menschen, die zur älteren Generation gehören, welche allein schon durch die Zeit des 2. Weltkriegs und die Nachkriegszeit traumatisiert wurde. Diese Menschen mussten trotz ihrer komplexen und schweren Traumatisierungen funktionieren, niemand interessierte sich für die vielfältigen Beeinträchtigungen, die Traumata zur Folge haben.

Auf der anderen Seite steht die jüngere Bevölkerungsschicht, die in Zeiten relativen Wohlstands und der Sicherheit aufgewachsen ist. Diese Zeit ist außerdem dadurch geprägt, dass psychologisches Befinden im Allgemeinen sowie die Entstehung und die Auswirkungen von Traumata immer mehr ins öffentliche Bewusstsein gerückt wurden. Wer in der heutigen Zeit ein Trauma erlitten hat, das zu körperlichen oder psychischen Beeinträchtigungen geführt hat, darf nicht nur mit Verständnis und Rücksichtnahme rechnen, sondern gilt ganz offiziell als psychisch krank. Das bedeutet, dieser Mensch hat Anspruch auf Krankengeld, wenn er nicht in der Lage ist, zu arbeiten, oder kann sogar eine frühe Erwerbsminderungsrente in Anspruch nehmen. Bei der älteren Bevölkerungsgruppe stößt dies jedoch nicht nur oft auf absolutes Unverständnis, sondern häufig auch auf regelrechte Empörung. Würde man Traumatisierung ernst nehmen, bedeutete dies, anzuerkennen, wie schwer die eigenen psychischen Schädigungen sind. Allein die Berührung mit dieser Thematik erweckt bei vielen Menschen der älteren Generation starke Gefühle der Wut, immerhin sind ihnen selbst viele schlimme Dinge widerfahren, die damals ganz normal waren. Für sie gab es weder Mitgefühl noch Rücksichtnahme.

So werden psychische Erkrankungen und vor allem traumabedingte Störungen von dieser Bevölkerungsgruppe schlichtweg nicht ernst genommen oder sogar ins Lächerliche gezogen. Abhängig von der Art des Familiensystems übernehmen Kinder die Ansichten ihrer Eltern mehr oder weniger stark. Somit zieht diese Art der Betrachtung von traumabedingten Erkrankungen ihre Kreise im Grunde noch viel weiter und betrifft nicht ausschließlich die älteren Teile der Bevölkerung. Man kann also sagen, dass wir in einer sehr zwiespältigen Zeit leben, was psychologische Erkrankungen betrifft. Auf der einen Seite beginnen wir endlich, davon zu profitieren, dass die Forschung diese Erkrankungen immer besser versteht und inzwischen ein Bewusstsein innerhalb der Gesellschaft dafür geweckt wurde. Auf der anderen Seite kämpfen Betroffene immer noch viel zu sehr gegen Unverständnis, Verunglimpfung und Vorurteile.

Hinzu kommt eine problematische, je nach Region sogar katastrophale Situation bezüglich der medizinischen Versorgung – auch in Deutschland. Auch heute noch mangelt es vielen Ärzten nicht nur an entsprechender Bildung zum Thema traumabedingte Störungen, sondern vor allem auch an Verständnis. Dies betrifft vor allem die seit längerem praktizierende Generation von Ärzten, da das

Thema Trauma im Medizinstudium erst seit einigen Jahren an Bedeutung gewonnen hat. Ärzten, die schon länger praktizieren und sich nicht regelmäßig weiterbilden, ist die Signifikanz des Themas entweder nicht bewusst oder es mangelt ihnen schlichtweg an Interesse. Deshalb denken viele Allgemeinmediziner beim Begriff Trauma lediglich an Kriegserfahrungen. So werden Menschen mit andersartigen traumatischen Erfahrungen überhaupt nicht ernst genommen.

Viele scheinbar körperliche Erkrankungen, die lediglich Folge einer Traumatisierung sind, werden so nicht erkannt und falsch oder gar nicht behandelt. An dieser Stelle hören die Probleme für Betroffene jedoch nicht auf, auch wenn man das Glück hat, auf einen Arzt zu treffen, der die wahre Problematik erkennt. Mit der Suche nach geeigneten Therapeuten beginnt ein regelrechter Spießrutenlauf. Es existieren deutschlandweit viel zu wenige Traumatherapeuten, besonders in ländlichen Gegenden wird das zum Problem. Die Wartezeiten auf eine Therapie belaufen sich, je nach Region, auf Zeiten zwischen einem und drei Jahren und gerade im Bereich Traumatherapie sind die Wartelisten so voll, dass man sich als Betroffener von einer Absage zur nächsten durchkämpft. Hilfe existiert rein theoretisch, rein praktisch sieht das jedoch ganz anders aus, besonders für Kassenpatienten. Wer dann versucht, bei einem „normalen" Psychotherapeuten die ersehnte Hilfe zu bekommen, erwartet leider ebenfalls zu viel, da es hier meist schnell zu einer Überforderung des Therapeuten kommt.

Somit ist ein Großteil der Menschen mit traumabedingten Störungen auf sich allein gestellt, was häufig dazu führt, dass relativ früh, zu Beginn des Heilungsweges, aufgegeben wird. Anstelle von Therapie ist die einzige Hilfe für viele Betroffene die dauerhafte Einnahme von Psychopharmaka, was leider eine rein symptomatische Behandlung darstellt, die nicht zu einer Heilung führen kann. Darüber hinaus erzeugen viele der eingesetzten Medikamente Abhängigkeiten und dank zahlreicher Nebenwirkungen ist häufig eher eine weitere Verschlechterung der Lebensqualität der Fall. Aus purer Verzweiflung suchen viele Betroffene so auch Hilfe bei selbsternannten Coaches, die häufig im esoterischen Bereich angesiedelt sind. In einigen Fällen mag dies sogar weiterhelfen, doch existieren hier viele schwarze Schafe, deren Hilfsangebote sich eher kontraproduktiv auswirken. Das hier vorliegende Buch entstand genau aus diesen Gründen.

Da ich mich selbst zu den Betroffenen von traumabedingten, dissoziativen Störungen zähle, habe ich einen jahrzehntelangen Weg auf der Suche nach Hilfe und Heilung hinter mir. Dieser Weg brachte mich nicht nur mit unzähligen anderen Betroffenen zusammen, die auf ähnliche Probleme stießen wie ich. Da mein Motto lautet „Wenn dir niemand hilft, hilf dir selbst", begann ich, mich tief in die Materie einzulesen und alles zu lernen, was einen relevanten Bezug zur Thematik hat.

So stieß ich auf vielfältige Informationen, neben Techniken, die in der Traumatherapie eingesetzt werden, auch auf neueste Forschungen und Erkenntnisse, die bis heute nur ansatzweise in diese einfließen. Es existiert ein Weg aus der Traumatisierung, der es Betroffenen ermöglicht, sich zu befreien, zu heilen und zu entdecken, wer sie tatsächlich sind. Jeder kann diesen Weg gehen, unabhängig davon, ob therapeutische Hilfe vorhanden ist oder nicht. Die einzigen Voraussetzungen dafür sind Wissen, im Sinne eines tiefgehenden Verständnisses der Materie, sowie der Wille und Mut zur Veränderung. Mit diesem Buch möchte ich Betroffenen das Handwerkszeug vermitteln, das sie benötigen, um diesen Weg zu gehen. Es kann als Ergänzung zu einer Psychotherapie dienen oder dort Hilfe bieten, wo ebendiese aufgrund mangelnder medizinischer Versorgung fehlt.

Was den Leser in diesem Buch erwartet

Ziel dieses Buches ist es, dem Leser alles an die Hand zu geben, was er benötigt, um den Weg der Heilung zu beschreiten, sei es, falls notwendig, nun mit therapeutischer Unterstützung oder auch allein. Es gibt sehr viel, was man selbst tun kann, und einer der wichtigsten Schritte zur Heilung ist es, wieder die Erfahrung von Selbstwirksamkeit zu machen. Grundlegend dafür ist selbstverständlich ein Verständnis der Auswirkungen von Traumata auf die Psyche und den Körper. Deshalb steigen wir im ersten Kapitel ein, mit einer allgemeinen Definition des Begriffs, wobei auch geklärt wird, welche Arten von Erfahrungen zu einer Traumatisierung führen können. Im nächsten Schritt wenden wir uns der physiologischen Ebene zu und decken auf, welche tiefgreifende Auswirkungen solche Erfahrungen auf den gesamten Organismus haben. Dabei wird mehr als deutlich werden, dass der gesamte Organismus vollkommen aus dem Gleichgewicht gebracht wird, wodurch jedoch bereits der Ansatz dazu entsteht, dieses Gleichgewicht wieder herzustellen. Das erste Kapitel über Trauma in all seinen Facetten schließen wir ab mit einem Blick auf den ICD 10 und ICD 11 sowie auf die teils bahnbrechenden Neuerungen, die sich auf dem Gebiet der Diagnostik ergeben haben.

Kapitel zwei setzt sich dann umfassend mit der Thematik der Dissoziation auseinander. Hier wird der Begriff Dissoziation zunächst grundlegend geklärt und die verschiedenen Arten von Dissoziation werden verständlich sowie erkennbar gemacht. Auch dieses Kapitel schließt mit einem Blick auf die Unterschiede zwischen ICD 10 und ICD 11 ab, wobei sich in Bezug auf Dissoziation sogar noch viel weitreichendere Änderungen ergeben haben. Das dritte Kapitel widmet sich dann ausführlich der stärksten Form dissoziativer Störungen als Traumafolge: der dissoziativen Identitätsstörung. Diese wurde mit dem Anfang 2022 in Kraft getretenen ICD 11 nun endlich als eigenständige Diagnose anerkannt, was Betroffenen neue Chancen und Türen öffnet. In diesem Kapitel wird deshalb nicht nur detailliert auf die Art der Störung, Ursachen und Ausprägungen eingegangen, sondern es werden auch neueste Forschungsergebnisse und Theorien vorgestellt. Im vierten Kapitel wenden wir uns dann den Therapiemöglichkeiten für unterschiedliche Traumafolgestörungen zu und vermitteln notwendige Grundkenntnisse über Techniken der Traumatherapie.

Kapitel fünf widmet sich dann, nachdem alles notwendige Basiswissen vermittelt wurde, mehr als ausführlich dem Thema Selbsthilfe. Hier finden Betroffene eine Vielzahl an Anregungen, die ihnen helfen können, ihr Leben wieder in die eigenen Hände zu nehmen – von der grundlegenden Notwendigkeit eines Perspektivwechsels, und wie dieser am besten vorzunehmen ist, über die Neustrukturierung des eigenen Lebens bis hin zu effektiven Übungen gegen Dissoziation und Techniken der Traumatherapie, die allein angewendet werden können. In diesem Kapitel finden Betroffene das benötigte Werkzeug, um sich selbst zu helfen, während sie die langwierige Suche nach einem Therapieplatz angehen. Am Ende des Buches habe ich zusätzlich eine sehr nützliche Liste eingefügt, dort finden Betroffene Links zu diagnostischen Tests, Beratungsstellen, Foren und Kliniken mit einer Spezialisierung auf Traumafolgestörungen. Somit bietet dieses Buch neben einem umfassenden und tiefgehenden Einstieg in die Thematik der Traumafolgestörungen auch einen großen, persönlichen Nutzen für den Leser. Doch auch für Menschen, die nicht persönlich von Traumatisierungen und Dissoziation betroffen sind, ist es eine sehr geeignete Lektüre, um sich weiterzubilden und gleichzeitig besser mit tatsächlich betroffenen Menschen umgehen zu können. Ich wünsche hiermit dem Leser viele neue Erkenntnisse und dass durch das Lesen dieses Buches neuer Mut entsteht, den eigenen Weg der Heilung anzugehen.

Trauma als Bedingung

PHYSIOLOGISCHE UND PSYCHOLOGISCHE STÖRUNGEN

Was ist eigentlich ein Trauma? Bevor wir damit beginnen, uns mit den verschiedenen Arten von Traumata und ihren Folgen auseinanderzusetzen, sollten wir diese Frage zunächst klären. Da der Begriff zwar relativ einfach zu definieren, dafür aber umso schwieriger zu klassifizieren ist, ernten Betroffene häufig nicht viel mehr als ein Augenrollen, wenn sie die Tatsache ansprechen, dass sie traumatisiert sind. Dies liegt vor allem an den bereits im Vorwort dieses Buches angesprochenen Gründen: mangelnde Bildung und Voreingenommenheit, sowohl von Seiten der Mitmenschen als auch von den Personen im medizinischen Bereich. Darüber hinaus existieren jedoch noch ganz andere Schwierigkeiten bei der Definition von Trauma, denn ein und dieselbe Situation kann für einen Menschen traumatisch sein, während sie von einem anderen Menschen nicht einmal als besonders dramatisch empfunden wird. Zur Verdeutlichung dieses Umstands wird in der Psychologie unterschieden zwischen Belastung und Beanspruchung. Dabei versteht man unter Belastung einen neutralen Faktor, im Falle eines Traumas ein bestimmtes Ereignis, welches von unterschiedlichen Personen gleich erlebt wird. Beanspruchung bezeichnet die subjektive Qualität, mit der dieses Ereignis von unterschiedlichen Menschen empfunden wird.

Welche Kriterien machen ein Ereignis also zu einem traumatischen Erlebnis? Ein erster Hinweis auf die Antwort findet sich im Begriff selbst: Trauma ist aus dem Altgriechischen abgeleitet und bedeutet „Verletzung“ oder „Wunde“. Somit wäre ein Ereignis, das zu einer emotionalen Verletzung führt, ein traumatisches Ereignis. Um das noch etwas mehr zu verdeutlichen, kann man Trauma grundlegend erst einmal wie folgt definieren:

Jegliche Art von Erlebnis, die emotional und/oder mental nicht verarbeitet werden kann, führt zu einem Trauma.

An dieser Stelle sollte bereits deutlich werden, was es für viele Menschen so schwierig macht, traumatische Erfahrungen anderer auch als solche anzuerkennen. Denn ob eine Erfahrung als traumatisch erlebt wird, hängt grundsätzlich von der individuellen Persönlichkeit der Beteiligten ab. Dabei kommt es vor allem darauf an, wie groß die Resilienz eines Menschen ist, also seine psychische Widerstandsfähigkeit. Doch auch die Fähigkeit, mit Emotionen umzugehen und diese zu regulieren, spielt eine große Rolle, ebenso wie mentale Fähigkeiten und das Vorhandensein eines stabilen, sozialen Netzwerks, in dem die Person Rückhalt und Unterstützung findet. Auch die Art und Menge der bisher gemachten Lebenserfahrungen und die daraus entstandenen Glaubenssätze wirken sich stark darauf aus, wie „anfällig“ ein Mensch für traumatische Erfahrungen ist.

Zur Verdeutlichung stellen wir uns einmal zwei Menschen vor: Janine und Martin, beide sind zwölf Jahre alt und beide Kinder werden in der Schule von ihren Mitschülern gemobbt. Janine verfügt über starken Rückhalt innerhalb ihrer Familie, ihre Eltern sind sowohl sozial als auch emotional kompetent, weshalb Janine ihre Emotionen bereits in jungen Jahren relativ gut regulieren kann. Darüber hinaus kann sie sowohl mit ihren Eltern als auch der Großmutter und den älteren Geschwistern über alles sprechen, was sie belastet. So erhält sie auch bei der mentalen Verarbeitung schwieriger Situationen jederzeit Hilfe.

Bei Martin sieht die Situation jedoch vollkommen anders aus: Er stammt aus einer zerrütteten Familie, in der häusliche Gewalt an der Tagesordnung ist. Es gibt weder Geschwister noch Großeltern, die Martin bei der Verarbeitung von Problemen helfen könnten. Aufgrund der mangelnden emotionalen und sozialen Kompetenz seiner Eltern hatte Martin bisher auch keine Chance, zu lernen, wie man mit Emotionen auf gesunde Art umgeht. Er steht mit seinen Problemen somit allein da. Die Situation in der Schule, innerhalb derer beide Kinder dem Mobbing ihrer Mitschüler ausgesetzt sind, sieht somit äußerlich betrachtet zwar vollkommen gleich aus, ist es jedoch ganz und gar nicht. Janine verfügt über eine Menge Ressourcen, die ihr helfen, dieses Problem zu lösen und die aus dem Mobbing entstehenden Wunden zu heilen. In ihrem Fall wird diesc belastende Situation höchstwahrscheinlich nicht über einen längeren Zeitraum bestehen bleiben und Janine kann somit unbeschadet und sogar gestärkt daraus hervorgehen. Das macht sie auch weniger anfällig, durch zukünftige, traumatische Ereignisse ein posttraumatisches Stresssyndrom zu entwickeln.

Für Martin sieht die Prognose jedoch um einiges finsterer aus, da er weder mit seinen eigenen Emotionen umgehen kann noch Unterstützung bei der Lösung der belastenden Situation hat. In seinem Fall besteht eine sehr hohe Wahrscheinlichkeit, dass Mobbing zu einem täglichen, normalen Bestandteil seines Lebens wird, möglicherweise sogar bis ins Erwachsenenalter hinein. Da er seine emotionalen Verletzungen nie verarbeiten und heilen kann, entsteht ein komplexes Trauma, welches sich später durch eine posttraumatische Belastungsstörung manifestieren kann.

Nachdem nun etwas klarer ist, wie komplex die Definition des Begriffs Trauma tatsächlich ist, muss ich die grundlegende Definition vom Anfang noch etwas erweitern. Denn im psychologischen Kontext wird **nicht jegliche Art von Ereignis, die nicht verarbeitet werden konnte, als tatsächliches Trauma anerkannt**. Vielmehr muss es sich bei dem Ereignis auch um etwas handeln, das jenseits des Spektrums normaler oder alltäglicher, menschlicher Erfahrungen liegt. Das eben beschriebene Mobbing-Beispiel liegt hier ziemlich genau an der Grenze, denn man könnte argumentieren, dass es sich bei Mobbing um eine relativ normale Erfahrung handelt, der viele Menschen irgendwann in ihrem Leben einmal ausgesetzt sind.

Dennoch ist es Fakt, dass Opfer von langanhaltendem Mobbing häufig unter Symptomen von posttraumatischem Stress leiden. Nach medizinischer Definition kann Mobbing noch als Trauma geltend gemacht werden, dabei liegt die Intensität der Mobbingerfahrung jedoch am untersten Ende des Spektrums traumatischer Erfahrungen. Die Definition eines Traumas ist immer auch ein Stück weit Ermessenssache, vor allem da das Erleben bestimmter Situationen sowie deren Bewertung vollkommen subjektiv sind

Das Beispiel Mobbing macht diese Tatsache wohl am deutlichsten. Es wird somit unterschieden zwischen signifikanten und schweren Traumata sowie „leichten“ Traumata. Zu den signifikanten traumatischen Erlebnissen gehören vor allem Dinge wie sexueller Missbrauch, Vergewaltigung, Entführung oder Überfall, schwere körperliche Gewalt, schwere Unfälle, Naturkatastrophen und Kriegserfahrungen. Doch nicht nur solche Dinge selbst zu erleben, kann zu einem schweren Trauma führen. Wer zum Beispiel miterlebt, wie eine andere, möglicherweise auch nahestehende Person ermordet wird, erleidet dadurch ebenfalls ein Trauma, auch wenn es ihm nicht selbst zugestoßen ist. Diese medizinische Definition eines Traumas, bei der ein traumatisches Ereignis außerhalb des Spektrums normaler, alltäglicher Erfahrungen liegen muss, führt jedoch zu einem weiteren Problem bei der Begriffsdefinition. Betrachtet man das Thema Trauma nämlich einmal aus der Perspektive der menschlichen Gesellschaft, wirft dies schnell die Frage auf, was denn „normal“ und „alltäglich“ ist und was nicht.

In einer Gesellschaft, die immer mehr zur Zwei-Klassen-Gesellschaft wird, in der Armut, Gewalt, Narzissmus und Egoismus inzwischen zur weitgehenden Normalität geworden sind, werden traumatische Erfahrungen ein Stück weit relativiert. Zum Beispiel ist das Miterleben von Gewalt für inzwischen viel zu viele Kinder absolute Normalität. Doch kann man deshalb argumentieren, es wäre nicht traumatisch für ein Kind, mit ansehen zu müssen, wie die Mutter vom Vater geschlagen wird? Statistiken zufolge erleben 70 % aller Menschen im Laufe ihres Lebens mindestens einmal ein traumatisches Ereignis, davon entwickeln jedoch lediglich 20 % Symptome von posttraumatischem Stress. Es ist somit ein Stück weit Ermessenssache des diagnostizierenden Arztes oder Psychologen, ob eine bestimmte Erfahrung als traumatisch anerkannt wird oder nicht. Ausschlaggebend für eine entsprechende Diagnose sollte deshalb vor allem der Leidensdruck des Betroffenen sein.

In der Medizin und Psychologie herrscht jedoch kein allgemeiner Konsens bezüglich der Definition von Trauma, was sich oft nachteilig auf die Betroffenen auswirkt. Für Mediziner liegt die wohl sicherste Art, ein Trauma zu diagnostizieren, deshalb in der Bewertung bestimmter Symptome, die auf posttraumatischen Stress hinweisen. Sind solche Symptome vorhanden, liegt sicher ein Trauma vor, unabhängig davon, wie dieses Ereignis von unterschiedlichen Ärzten bewertet werden mag.

Trotz des Fehlens solcher Symptome kann ein Mensch zwar dennoch ein Trauma erlebt haben, jedoch bedarf es offensichtlich keiner Behandlung, da dieses verarbeitet werden konnte. Zur Verdeutlichung der Häufigkeit traumatischer Erlebnisse innerhalb der Bevölkerung möchte ich an dieser Stelle eine (unvollständige) Liste mit **Ereignissen** präsentieren, **die als traumatisch eingestuft werden** und somit potenziell zur Entwicklung psychischer und physischer Symptome führen können:

- „Leeres-Nest-Syndrom" (depressive Symptome, die bei Eltern auftreten, nachdem die Kinder im Erwachsenenalter den Haushalt verlassen. Meist sind Mütter betroffen.)
- Abtreibung
- Adoption (vor allem aus der Sicht des Kindes, kann aber auch aus Sicht der Eltern traumatisch empfunden werden, wenn das Kind vom Staat weggenommen wird)
- Autounfälle
- Bankrott
- Betrug
- Emotionaler, narzisstischer, physischer oder sexueller Missbrauch
- Erlangen von Bewusstsein während einer Narkose
- Ersticken
- Fehlgeburt
- Gewalttätige, manipulative oder stark dominante Partner, Elternteile oder Vorgesetzte
- Krebs
- Kriegserfahrungen
- Kündigung und Arbeitslosigkeit
- Langandauernde finanzielle Unsicherheit
- Langandauernde Krankheit
- Mobbing
- Naturkatastrophen
- Physische Auseinandersetzungen, Gewalterfahrungen am eigenen Leib
- Scheidung

- Schwere Krankheit geliebter Menschen
- Schwere Verletzungen, Operationen, invasive medizinische Diagnoseverfahren
- Selbstmord von Freunden, Familienmitgliedern oder Partnern
- Sich ungeliebt fühlen
- Über einen längeren Zeitraum in dauernder Angst leben
- Überfall
- Unfähigkeit, für sich selbst einzustehen, falls notwendig (Erleben von Ohnmacht)
- Vergiftung
- Verlassen werden von Eltern, Partnern oder sehr engen Freunden/Vertrauten
- Verleumdung
- Verlust geliebter Bezugspersonen durch Tod, gilt auch für geliebte Tiere, besonders, wenn keine oder zu wenige menschliche Bezugspersonen vorhanden sind
- Vernachlässigung durch die Eltern
- Vor anderen herabgewürdigt oder lächerlich gemacht werden
- Zeuge werden von Gewalt
- Zu anspruchsvolle Eltern oder Lehrer, einhergehend mit dem dauerhaften Gefühl mangelnden Rückhalts sowie mangelnder Sicherheit und Anerkennung

Diese Liste zeigt einen weiteren Faktor auf, der für die Entstehung eines Traumas von großer Bedeutung ist: Die Situation überwältigt einen Menschen und ruft Gefühle der Hilflosigkeit hervor. So können eben auch Erfahrungen traumatisch sein, bei denen man primär nicht unbedingt an ein Trauma denken würde, wie zum Beispiel Arbeitslosigkeit, Scheidung oder finanzielle Not. Solche Situationen rufen vor allem dann Traumata hervor, wenn sie über einen längeren Zeitraum andauern und Betroffene nicht in der Lage sind, sich aus eigener Kraft daraus zu befreien.

Abschließend möchte ich auch noch einmal kurz auf das Thema **Resilienz** eingehen, da ich eingangs erwähnte, es sei ein wichtiger Faktor bei der Entstehung von posttraumatischem Stress. Leider wird aus dieser Tatsache allzu häufig geschlossen, dass Menschen, die unter posttraumatischem Stress leiden, nicht resilient sind. Dies ist jedoch eine vollkommene Fehlannahme und dies gegenüber einer traumatisierten Person zu äußern, kann sich sehr negativ auswirken.

Jeder Mensch hat eine bestimmte Grenze bezüglich dessen, was für ihn erträglich und verarbeitbar ist. Diese Grenze ist als unabhängig von der Resilienz dieser Person zu betrachten. So kann eine Person grundsätzlich über eine sehr hohe Resilienz verfügen, wird diese jedoch wiederholt schweren traumatischen Erlebnissen ausgesetzt, entwickelt sich trotzdem eine psychische Störung.

Zu viel ist einfach zu viel, stellen Sie sich ein Kind vor, welches über Jahre hinweg sexuell missbraucht und zusätzlich von den Eltern geschlagen wird. In der Schule erlebt es Mobbing, später als Jugendlicher wird es vergewaltigt und landet dann schlussendlich in einer Partnerschaft mit erneuter häuslicher Gewalt.

Auch der stärkste Mensch würde unter dieser Last früher oder später zusammenbrechen. Dieses Beispiel mag für Menschen, die relativ behütet aufgewachsen sind, weit hergeholt klingen, stellt jedoch für einen leider erschreckend großen Bevölkerungsanteil relative Normalität dar. Einem Menschen mit einer solchen Lebensgeschichte zu sagen, er hätte keine Resilienz, weil es ihm nicht gelungen ist, seine Traumata zu verarbeiten, grenzt an Gaslighting[1]. Es würde dazu führen, dass die Person noch weniger an sich selbst und ihre eigene Stärke glaubt, als sie es ohnehin schon tut, und ihre Prognose nur noch weiter verschlechtern. Resilienz ist somit zwar eine Grundvoraussetzung für die Verarbeitung und Heilung traumatischer Erlebnisse, was sich in der Tatsache zeigt, dass lediglich 20 % aller Traumatisierten tatsächlich posttraumatische Stresssymptome entwickeln. Sie ist jedoch nicht der alleinige Faktor, der die Entstehung dieser psychischen Störung beeinflusst. Die Schwere des Erlebnisses sowie die Häufigkeit des Auftretens solcher Erlebnisse spielen eine ebenso wichtige Rolle bei der Entstehung psychischer Störungen als Folge von Traumata. Die folgende Grafik verbildlicht den Zusammenhang von Resilienz, der Häufigkeit traumatischer Ereignisse und der Entstehung von posttraumatischem Stress:

[1] Gaslighting: Narzisstische Manipulationstechnik mit dem Ziel, das Vertrauen der manipulierten Person in die eigene Wahrnehmung und die eigenen Fähigkeiten zu zerstören.

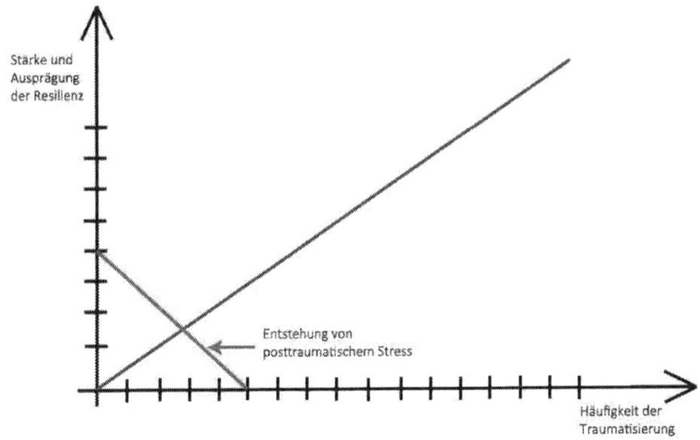

Abbildung 1: Je stärker die Ausprägung der Resilienz, desto mehr traumatische Ereignisse sind erforderlich, damit PTBS entsteht

UNTER DER LUPE: TRAUMA IST NICHT GLEICH TRAUMA

Da die Entstehung einer Traumatisierung unter den verschiedensten Umständen zustande kommen kann und gleichzeitig von einer Vielzahl von Faktoren abhängig ist, wird in der Psychologie unterschieden zwischen diversen Trauma-Kategorien und Unterkategorien. So wird die erste Unterteilung getroffen in **Typ-I-Trauma** und **Typ-II-Trauma**.

Traumata des Typus I definieren sich als „**einfache Traumatisierung**“, was nichts anderes bedeutet, als dass nur ein einziges, traumatisierendes Ereignis stattgefunden hat. Der Typus II steht für eine **komplexe Traumatisierung**, die über einen langanhaltenden Zeitraum und/oder durch mehrfache Ereignisse entstand. Dabei wird gleichzeitig unterschieden zwischen menschengemachten Traumata, die meist dem Typus II zuzuordnen sind, und naturgegebenen oder zufälligen Traumata, wie sie zum Beispiel durch Naturkatastrophen oder Unfälle entstehen. Diese Unterscheidung ist aus mehreren Gründen wichtig, denn komplexe Traumatisierungen sind weit schwieriger zu behandeln als einfache. Darüber hinaus bestimmt die Art der Traumatisierung auch die Art der erforderlichen Therapie, die je nach Ursache ganz unterschiedlich ausfallen kann.

Die folgende Tabelle gibt einen ersten Überblick darüber, welche Arten von Ereignissen diesen vier übergeordneten Kategorien zugeordnet werden können:

	Typ-I-Trauma: Einmalige Traumatisierung	**Typ-II-Trauma: Mehrfache Traumatisierung über einen längeren Zeitraum**
Menschengemacht	Überfall, Vergewaltigung, körperliche Gewalterfahrung	Misshandlung, jegliche Art von Missbrauch (emotional, sexuell, körperlich, narzisstisch), Folter, Kriegserfahrungen, politische Verfolgung, Geiselhaft, Entführung, Vergiftung, Genozid
Naturgegeben oder zufällig	Unfälle, Naturkatastrophen von kurzer Dauer (z. B. Erdbeben, Tornados)	Katastrophen technischer Art (z. B. Reaktorunfall), lang andauernde Naturkatastrophen

Zu dieser ersten, übergeordneten Kategorisierung lässt sich noch ein dritter Typus nennen, der in der Literatur jedoch kaum Beachtung findet: das **kumulative Trauma**. Diese Form der Traumatisierung entsteht durch mehrere, aufeinanderfolgende Ereignisse, die für sich allein genommen nicht zu einer Traumatisierung führen würden. Dabei kann es sich um „Bagatellereignisse“ handeln, wie zum Beispiel Erniedrigung, leichtere Unfälle, Stalking etc. Erst eine massive Anhäufung solcher Ereignisse über einen bestimmten Zeitraum kann so zur Traumatisierung führen. Die verschiedenen möglichen Auslöser einer Traumatisierung, wie sie in der obenstehenden Tabelle und in der Liste des vorigen Kapitels zu finden sind, werden ebenfalls unterschiedlichen Kategorien zugeordnet, die wir uns nun einmal im Detail anschauen werden. Dabei werden Sie feststellen, dass bestimmte Ereignisse sich nicht allein einer Kategorie zuordnen lassen, sondern in mehrere gleichzeitig zu gehören scheinen. Die meisten Traumata lassen sich nicht vollkommen klar abgrenzen, sondern lediglich einer der übergeordneten Kategorien zuordnen.

Existenztrauma:

Sobald ein traumatisches Ereignis **als lebensbedrohlich empfunden** wird, spricht man von einem Existenztrauma. Dabei kann es sich um Überfälle oder das Erleben körperlicher Gewalt handeln, genauso wie um Naturkatastrophen oder Unfälle. Doch auch sexuelle Gewalt, besonders sexueller Missbrauch im Kindesalter, kann sich lebensbedrohlich anfühlen und somit als Existenztrauma eingestuft werden. Auch schwere Vernachlässigung im Kindesalter hat das Potenzial zur Bildung eines Existenztraumas. Diese Art von Trauma kann sowohl zu einer einfachen als auch einer komplexen Traumatisierung führen. Ein einmaliges Erleben eines schweren Unfalls oder eines Überfalls führte somit zu einem Existenztrauma des Typus I, während jahrelanger sexueller Missbrauch oder eine lebensbedrohliche Erkrankung wie Krebs zu einem Existenztrauma des Typus II führen würde.

Verlusttrauma:

Von einem Verlusttrauma spricht man immer dann, wenn eine Traumatisierung **durch den Verlust einer engen Bezugsperson** entsteht. Dies kann sowohl durch den Tod als auch durch ungeklärtes Verschwinden der Person geschehen und es ist unerheblich, ob der Verlust plötzlich und unvorhergesehen eintritt. Auch ein Verlust nach langer Krankheit, der also absehbar war, kann zu einem Verlusttrauma führen. Menschen, die mehrere geliebte Bezugspersonen in Folge verlieren, können somit auch eine komplexe Traumatisierung des Typus II entwickeln, während ein einfacher Verlust dem Typus I zuzuordnen wäre.

Sekundärtrauma:

Von einer Sekundärtraumatisierung spricht man immer dann, wenn die davon betroffene Person **nicht direkt, durch eigene Erlebnisse**, traumatisiert wurde. Dies kann zum Beispiel im Falle eines Entwicklungs- oder Bindungssystemtraumas der Fall sein, meist wird der Begriff Sekundärtrauma jedoch in einem anderen Kontext verwendet. Dabei geht es vor allem um Therapeuten, die durch die geschilderten Erfahrungen ihrer Patienten eigene Symptome für posttraumatischen Stress entwickeln. Ursachen hierfür können starke Empathie, mangelnde Abgrenzung und nicht ausreichend stattfindende Supervision sein. Grundsätzlich können darüber hinaus aber auch Angehörige durch Schilderungen traumatischer Erlebnisse unter einem Sekundärtrauma leiden. Diese sind in gewisser Hinsicht sogar gefährdeter dafür, da sie nicht über einen medizinisch-psychologischen Hintergrund verfügen und keinerlei Ressourcen haben, die bei der Aufarbeitung helfen könnten.

Entwicklungstrauma:

Auch wenn es vielleicht schwer vorstellbar ist, gehört diese Art der Traumatisierung zu den häufigsten Formen. **Sämtliche Störungen, die während des Aufwachsens eines Kindes auftreten und dieses in seiner Entwicklung beeinträchtigen**, führen zum sogenannten Entwicklungstrauma. Dieses wird hin und wieder auch als Bindungstrauma bezeichnet, das immer dem Typus II, also der komplexen Traumatisierung, zuzuordnen ist. Emotionale oder körperliche Vernachlässigung, physische und psychische Gewalt, emotionaler, physischer, sexueller und narzisstischer Missbrauch gehören zu den häufigsten Auslösern von Entwicklungstraumata, von denen sehr viele Menschen betroffen sind. Doch es genügen auch bereits weniger schwerwiegende Missstände, um einem Kind ein solches Trauma zuzufügen. Sind die Eltern emotional distanziert, vermitteln ihrem Kind kein ausreichendes Gefühl der Sicherheit und des Vertrauens oder mangelt es ihnen schlichtweg an sozialer und emotionaler Kompetenz, ist dies absolut ausreichend, ein Entwicklungstrauma entstehen zu lassen. Hierzu gibt die Bindungstheorie interessanten Aufschluss, die vom britischen Psychoanalytiker und Kinderpsychiater *John Bowlby*, der US-amerikanisch-kanadischen Psychologin *Mary Ainsworth* und dem schottischen Psychoanalytiker *James Robertson* während der 40er bis 70er Jahre entwickelt wurde.

Diese Theorie fasst Erkenntnisse aus der Entwicklungstheorie und der Bindungsforschung zusammen und basiert zudem auf einem Experiment, durch das sich vier verschiedene Bindungstypen herauskristallisiert haben. Dabei ließ sich lediglich ein gesunder Bindungstyp feststellen, der als **sichere Bindung** oder **Bindungstyp B** bezeichnet wird. Kinder dieses Bindungstyps haben ein tiefes Vertrauen in ihre Eltern entwickelt und fühlen sich in deren Nähe vollkommen sicher. So sind sie auch als Erwachsene fähig, stabile und gesunde Bindungen aufzubauen. Vollkommen anders sieht es leider bei den anderen drei Bindungstypen aus, die sich auch als unterschiedliche Entwicklungstraumata darstellen lassen. So hat der **Bindungstyp A**, der **unsicher vermeidende Bindungstyp**, seine Eltern als vollkommen unzuverlässig erlebt und kein Vertrauen zu ihnen aufbauen können. Als Folge davon lernen diese Kinder, ihre Gefühle zu verstecken und später nicht mehr wahrzunehmen. Da ihre Bedürfnisse nicht erfüllt wurden, entwickeln sie ein stark negatives Selbstbild und vermeiden jegliche Form von Nähe und Intimität.

Der **Bindungstyp C**, der **unsicher-ambivalente Bindungstyp**, hat mit seinen Eltern vollkommen widersprüchliche Erfahrungen gemacht. Diese waren manchmal sehr liebevoll und zuwendend und dann wieder gleichgültig oder sogar ablehnend. Da die Kinder so keine Stabilität in der Bindung zu ihren Eltern wahrnahmen, entwickelten sie ein ängstliches, abhängiges und bedürftiges Verhalten. In der späteren Entwicklung entsteht so häufig Co-Abhängigkeit, also die Abhängigkeit davon, geliebt zu werden, und gleichzeitig die Vermeidung von zu intimen Bindungen.

Der **Bindungstyp D**, der **unsicher-desorganisierte Bindungstyp**, stellt den am schwersten traumatisierten Bindungstyp dar. Genaue Ursachen sind nicht erforscht, sondern basieren lediglich auf Vermutungen. Die Kinder zeigen Aggressionen gegen die Eltern, starke Stimmungsschwankungen und allgemein konfuses Verhalten. Im späteren Alter können sich so eine Vielzahl an Persönlichkeitsstörungen entwickeln, zum Beispiel eine bipolare Störung[2] oder die Borderline-Persönlichkeitsstörung[3]. Man geht davon aus, dass Kinder dieses Typs schwerwiegende Traumatisierungen im jüngsten Alter durchlitten haben, zum Beispiel körperliche oder sexuelle Gewalt.

All diese unterschiedlichen Störungen im Kindesalter führen nicht nur zu einem Entwicklungstrauma, sondern können in den meisten Fällen auch gleichzeitig einem Existenztrauma zugeordnet werden, je nachdem, wie bedrohlich die jeweiligen Situationen vom Kind empfunden wurden. Der Verlust eines Elternteils in jungen Jahren ließe sich sogar zusätzlich auch noch dem Verlusttrauma zuordnen.

---

[2] Bipolare Störung: Im Volksmund bekannt als „manisch-depressiv". Depressive Episoden wechseln sich ab mit Episoden der Manie, in denen ein Hochgefühl vorherrschend ist, Betroffene sich jedoch stark selbst überschätzen.

[3] Borderline-Persönlichkeitsstörung: Persönlichkeitsstörung, die sich besonders kennzeichnet durch Symptome wie mangelnde Impulskontrolle, selbstschädigende und selbstverletzende Verhaltensweisen, suizidale Tendenzen, starke Verlustängste und der Unfähigkeit, stabile Bindungen aufzubauen.

Bindungssystemtrauma und Epigenetik

Das Bindungssystemtrauma ist zunächst einmal nicht zu verwechseln mit dem Bindungstrauma, auch wenn ein solches meist Teil dieses Komplexes ist. Dieser Begriff bezeichnet ein **familiäres System, in dem mehrere oder alle Beteiligten unter dem Einfluss traumatischer Erfahrungen leiden**. Meist werden die traumatischen Erfahrungen der Eltern an ihre Kinder weitergegeben, was sich anhand der Bindungstheorie leicht erklären lässt. Gestörte Bindungsstile führen dazu, dass Eltern ihren Kindern ebenfalls keine sichere Bindung bieten und deren Bedürfnisse nicht erfüllen können. So entsteht ein Teufelskreis, der über viele Generationen hinweg zu immer neuen Traumatisierungen führt, die sowohl indirekter als auch direkter Natur sind. Doch lassen sich die traumabedingten, psychologischen Störungen der Eltern nicht allein dafür verantwortlich machen, dass Traumata von Generation zu Generation weitergegeben werden. Den Beweis dafür hat die Epigenetik erbracht, eine Forschungsrichtung, die sich mit der Frage auseinandersetzt, ob Erfahrungen vererbbar sind. Anders ausgedrückt geht es darum, herauszufinden, ob Erfahrungen Veränderungen im Genom[4] verursachen, die dann an die nächste Generation weitergegeben werden.

Relevant für die Frage nach der genetischen Vererbung von Traumata ist eine Studie der ETH Zürich, die vor allem zum Ziel hatte, zwei Dinge herauszufinden: Werden Traumata tatsächlich auf rein physiologischer Ebene vererbt und wenn ja, über wie viele Generationen findet diese Vererbung statt? Zum besseren Verständnis muss ich hier erwähnen, dass eine rein genetische Vererbung erst nach drei Generationen als gesichert bewiesen gilt. Im Rahmen dieses Versuchs wurden Mäuse[5] direkt nach der Geburt von ihren Müttern getrennt.

Aus einer ähnlichen Studie, auf die ich im folgenden Kapitel noch eingehen werde, weiß man bereits, dass dies zu einer lebenslang erhöhten Produktion von Stresshormonen führt. Außerdem werden Antrieb, Gedächtnis und Emotionen dauerhaft beeinträchtigt, es handelt sich somit um eine eindeutig als traumatisch

[4] Das Genom bezeichnet die Gesamtheit aller Gene im menschlichen Körper. Jede Zelle verfügt über das vollständige Genom, je nach Art der Zelle sind jedoch unterschiedliche Gene inaktiv oder aktiv.

[5] Mäuse sind dem Menschen genetisch betrachtet ebenso nahe wie Primaten, weshalb diese Studie durchaus Rückschlüsse auf den Menschen zulässt.

einzustufende Erfahrung. Die bewusste Traumatisierung dieser Mäuse war jedoch nur der erste Schritt, denn die Forscher interessierten sich ja vielmehr dafür, ob diese Mäuse die Erfahrung vererben würden. Um wirklich sicherzugehen, dass die nachfolgende Generation nicht lediglich durch das gestörte Verhalten der Mütter traumatisiert würde, erzeugte man diese durch künstliche Befruchtung und implantierte die Embryonen unvorbelasteten Leihmüttern. Von diesen Leihmüttern wurden die Mäuse dann auch großgezogen, ohne wie die vorige Generation der traumatischen Erfahrung ausgesetzt zu werden.

Dennoch zeigten diese Mäuse die gleichen Symptome für posttraumatischen Stress wie die Generation, aus der sie hervorgegangen waren. Der Versuch wurde fortgesetzt bis in die vierte Generation, die unvermindert ebenfalls die gleichen Symptome aufzeigte. Somit konnte die Studie beweisen, dass traumatische Ereignisse das Genom beeinflussen und auf diese Art an die Folgegenerationen weitergegeben werden. Über wie viele Generationen sich ein Trauma tatsächlich weitervererbt, ist bis zum heutigen Zeitpunkt noch unerforscht, die Vermutung liegt jedoch nahe, dass es weit mehr als nur vier sein dürften. Traumata haben tiefgreifende physiologische Veränderungen zur Folge, besonders in Bezug auf die Hirnchemie, und solange diese Veränderungen in einem Individuum bestehen, prägen sie sich auch in unser Genom.

In Bezug auf traumatisierte Familien bedeutet dies, dass ohne eine umfassende Therapie sämtlicher Angehörigen das Trauma auch weiterhin an die folgenden Generationen weitergegeben wird. Schlimmer noch, jede neue Generation bringt auch neue emotionale Verstrickungen in das System mit ein, die zu einer Verschlimmerung der Gesamtsymptomatik führen. Dies wirft natürlich die berechtigte Frage auf, ob traumatisierte Menschen überhaupt geeignete Eltern sein können. Aus psychologischer Sicht sind sie das tatsächlich nicht, weshalb Eltern mit traumatischer Vorbelastung ihren Kindern zuliebe auch unbedingt begleitende therapeutische Hilfe in Anspruch nehmen sollten.

TRAUMA AUS PHYSIOLOGISCHER SICHT

Wenn Trauma ein psychologisches Phänomen ist, wie kommt es dann zu derart massiven physiologischen Auswirkungen, wie sie durch posttraumatischen Stress entstehen? Dies begründet sich darin, dass auch die Psyche nur ein Teil des Körpers ist. Was aus medizinischer Sicht als Psyche bezeichnet wird, ist nicht etwa die Seele des Menschen, sondern vielmehr das Zusammenspiel der verschiedenen Nervensysteme und der biochemischen Vorgänge in unserem Körper, vor allem in den drei Gehirnen[6] des Menschen. Diese physiologischen Vorgänge, die durch ein traumatisches Ereignis in Gang gesetzt werden, wollen wir uns in diesem Kapitel genauer anschauen. Alles beginnt natürlich mit einem entsprechend traumatischen Ereignis, das in uns ein Gefühl der Bedrohung und der Hilflosigkeit hervorruft. Diese Gefühle stimulieren umgehend die Aktivierung eines sehr alten Hirnteils: des limbischen Systems, auch bekannt als Reptilienhirn. Der Name Reptilienhirn leitet sich aus der Tatsache ab, dass es sich hierbei um den evolutionär ältesten, unbewussten Teil des Gehirns handelt. In diesem Gehirnareal befindet sich die Amygdala, eine Drüse, die für die Steuerung von Emotionen und insbesondere Angst zuständig ist. Durch die Aktivierung dieser Drüse wird eine überlebenswichtige Kettenreaktion in Gang gesetzt.

Die Amygdala sendet nun ein entsprechendes Gefahrensignal an den Hippocampus, wodurch die Produktion und Ausschüttung von Stresshormonen, vor allem Adrenalin und Cortisol, beginnt. Dadurch wird auch das vegetative oder autonome Nervensystem aktiviert und der sogenannte Fight-/Flight-Modus[7] gestartet. Hier entsteht bereits das erste Problem, denn der Hippocampus ist gemeinsam mit dem präfrontalen Cortex normalerweise für die Segmentierung und Speicherung von Erinnerungen zuständig. Beides sind Gehirnareale, die in der Entwicklung des menschlichen Gehirns erst relativ spät entstanden sind, und besonders der präfrontale Cortex ist erst in einem Alter von Anfang bis Mitte

---

[6] Die drei Gehirne des Menschen: Nach heutigem Stand der medizinischen Forschung gelten Herz und Darm als eigene Gehirne, bei denen es sich um eigenständige Nervensysteme handelt, die unabhängig vom Gehirn arbeiten.

[7] Fight-/Flight-Modus: Im Falle einer Bedrohung wird dieser Modus aktiviert, um entweder für Kampf oder Flucht bereit zu sein.

zwanzig vollständig entwickelt. Es handelt sich hier um den Teil des Gehirns, in dem bewusste Denk- und Entscheidungsvorgänge stattfinden.

Wird der Körper durch die Amygdala jedoch in den Stressmodus versetzt, beeinträchtigt dies die Leistung dieser bewussten Hirnareale sehr stark. Erinnerungen werden zwar noch gespeichert, jedoch geschieht dies nicht mehr so wie unter normalen Umständen. Es findet keine Segmentierung mehr statt und die Ereignisse werden nicht in einem chronologischen Ablauf erfasst. Darüber hinaus konzentriert sich die Speicherung von Erinnerungen jetzt vor allem auf sensorische Wahrnehmungen, wie Gerüche, Geräusche und so weiter. Aus diesem Grund weisen Menschen, die traumatische Ereignisse durchlebt haben, so gut wie immer Gedächtnislücken auf. Die Erinnerungen an das Erlebnis sind bruchstückhaft und wirken durcheinander, vor allem der genaue Zeitablauf ist nicht mehr abrufbar.

Die normale Funktion des Hippocampus kann im Stressmodus nicht mehr stattfinden und der gesamte bewusste Teil des Gehirns funktioniert nur noch marginal, da er nicht überlebenswichtig ist. Stattdessen veranlasst der Hippocampus nun die Produktion von Cortisol, wodurch Schmerzen weniger stark wahrgenommen werden. Gleichzeitig sorgt Adrenalin dafür, dass der Körper in den Hochleistungsmodus versetzt wird, die Herz- und Atemfrequenz steigen. So wird die Sauerstoffsättigung des Blutes erhöht und die Muskulatur mit mehr Energie versorgt. Der Körper steht unter höchster Anspannung, vergleichbar mit einem Spielzeugauto, das bis zum Anschlag aufgezogen wurde. Dieser Hochleistungsmodus ermöglicht es uns, auf bestmögliche Art mit Bedrohungen umzugehen, und soll so unser Überleben sichern. Jedoch zahlen wir dafür einen Preis, denn sobald dieser Modus aktiviert ist, übernimmt der unbewusste Teil des Gehirns die Kontrolle. Unser bewusstes und damit logisches Denken wird ausgesetzt und wir werden nun durch unser vegetatives oder auch autonomes Nervensystem gesteuert. Dieses Nervensystem ist für sämtliche unbewussten Körperfunktionen zuständig, wie Herzschlag, Atmung und Verdauung. Dabei hat es im Stressmodus die Kontrolle über sämtliche Nervensysteme des Körpers und dadurch auch über den gesamten Organismus.

Zur Verdeutlichung sehen wir uns nun einmal die verschiedenen Nervensysteme unseres Körpers an. Dabei stelle ich deren Funktion im entspannten Normalzustand und im Stressmodus dar, woraus die enormen physiologischen Auswirkungen eines Traumas ersichtlich werden.

Zentralnervensystem

Das Zentralnervensystem besteht aus dem **Gehirn und** den **Nervenverbindungen** des Rückenmarks und stellt so etwas wie die „Hauptdatenautobahn" unseres Körpers dar. Befehle des Gehirns werden über diese Verbindung in den gesamten Körper geschickt, mit einer Ausnahme. Die beiden anderen Gehirne unseres Körpers, der Darm und das Herz, verfügen über eigene, direkte Verbindungen zum Gehirn. Die Verbindungen zum Herzen entspringen dem Vagusnerv[8], der direkt am Stammhirn sitzt und unter anderem mit dem Darm verbunden ist.

Peripheres Nervensystem

Das periphere Nervensystem wird aus sämtlichen **Strukturen** gebildet, die sich **außerhalb des Zentralnervensystems** befinden. Dabei wird es unterteilt in das somatische (bewusste) und das vegetative (autonome) Nervensystem. Im Stressmodus werden die bewussten Funktionen des somatischen Nervensystems größtenteils unterdrückt und das vegetative Nervensystem übernimmt die Kontrolle. Die Unterdrückung bewusster Denkvorgänge spart Zeit und ist im Notfallmodus effizienter.

Sympathikus und Parasympathikus

Der Sympathikus ist **Teil des vegetativen Nervensystems** und stellt eine der beiden Direktverbindungen vom Gehirn zum Herzen dar. Er steuert sämtliche Vorgänge, die anregend wirken. Herzschlag und Blutdruck werden über diese Nervenbindung angeregt. Der Parasympathikus, der dem Vagusnerv entspringt und ebenfalls zum vegetativen Nervensystem gehört, stellt die zweite Direktverbindung zwischen Herz und Gehirn dar. Er lässt sich am einfachsten als Gegenspieler des Sympathikus beschreiben. Wo der Sympathikus anregende Signale an das Herz sendet, hat der Parasympathikus eine regulierende, ausgleichende Wirkung. Befindet sich der Körper im entspannten Normalzustand, werden über beide Nervenbahnen abwechselnd Impulse gesendet. Dadurch entstehen ein regelmäßiger

[8] Vagusnerv: Zehnter Hirnnerv, entspringt am Stammhirn und führt bis in den Bauchraum hinein, wobei er sich weit durch den Körper verzweigt. Er ist Teil des vegetativen Nervensystems und hat großen Einfluss auf die parasympathische Reaktion.

Herzschlag und ein stabiler Blutdruck. Dieser Zustand wird auch als Herz-Kohärenz bezeichnet. Im Stressmodus hingegen ist der Sympathikus dominant und unterdrückt den Parasympathikus. Dies führt an erster Stelle zu einer stark erhöhten Herzfrequenz und erhöhtem Blutdruck.

Enterisches Nervensystem

Das enterische Nervensystem befindet sich in den **Zellen der Darmschleimhaut** und stellt damit das **Darmgehirn** dar. Früher ging man davon aus, dieses Nervensystem sei lediglich dafür zuständig, die Darmperistaltik, also die Darmbewegungen, zu koordinieren. Durch jahrzehntelange Forschung weiß man heute jedoch, dass die Funktionen dieses Nervensystems weit darüber hinausgehen.

In den Wänden des Darms finden sich ganze 100 Millionen Neuronen[9], was die Anzahl der Neuronen im Rückenmark und dem peripheren Nervensystem zusammen bei weitem übersteigt! Dieses Nervensystem verfügt mit dem Vagusnerv über eine eigene Datenautobahn, die direkt ins Gehirn führt, und die Kommunikation über diesen Nerv findet in beide Richtungen statt. Es werden somit nicht nur Befehle vom Gehirn empfangen, sondern auch Informationen vom Darm an das Gehirn gesendet, sogar weit mehr als umgekehrt. Doch nicht nur die Neuronen des enterischen Nervensystems kommunizieren über diese Verbindung mit dem Gehirn, sondern indirekt auch die 100 Billionen Bakterien, aus denen unsere Darmflora besteht. Dies geschieht über sogenannte Chemosensoren, die sich ebenfalls in der Darmschleimhaut befinden und die in der Lage sind, Neurotransmitter wahrzunehmen. Neurotransmitter sind wiederum Botenstoffe, welche die Übertragung von Nervenimpulsen im Gehirn überhaupt erst möglich machen. Ohne diese Stoffe kann unser Gehirn nicht richtig funktionieren, doch werden sie zum allergrößten Teil im Darm produziert: von den Bakterien der Darmflora! Aus diesem Grund wird die Darmflora auch häufig als „Psycho-Biom“ bezeichnet.

Bei den wichtigsten in der Darmflora synthetisierten Neurotransmittern handelt es sich um die drei Botenstoffe Serotonin, Dopamin und GABA, von denen besonders die ersten beiden auch den meisten Laien bekannt sein dürften. Serotonin, allgemein bekannt als Glückshormon, hat in unserem Organismus

---

[9] Neuronen: Nervenzellen

vielfältige Aufgaben. Im Gehirn dämpft es die Auswirkungen von Stresshormonen wie Dopamin und Adrenalin, wodurch es einen zentralen Einfluss hat auf den Parasympathikus. Ist dieser Botenstoff nicht ausreichend vorhanden, wird es für den Körper schwierig, den Stressmodus wieder zu beenden.

Bei Dopamin handelt es sich um einen anregenden Botenstoff, der unsere Leistungsfähigkeit erhöht. Es stellt damit den Gegenspieler von Serotonin dar und hat somit auch indirekten Einfluss auf den Sympathikus. Die richtige Balance zwischen Serotonin und Dopamin ist somit von zentraler Bedeutung für das harmonische Zusammenspiel von Sympathikus und Parasympathikus und der Erhaltung der Herz-Kohärenz. Beim Neurotransmitter GABA, der sogar ausschließlich im Darm und der Bauchspeicheldrüse produziert wird, handelt es sich um einen weiteren dämpfenden Botenstoff, der für die Regulierung von Stresshormonen und einen gesunden Schlafrhythmus eine wichtige Bedeutung hat. Grundsätzlich ist unser Körper so in der Lage, den Auswirkungen des Stressmodus in ausgleichendem Maße zu begegnen.

Das enterische Nervensystem teilt dem Gehirn also über den Vagusnerv mit, wie es um den Zustand der Darmflora und damit der Produktion lebenswichtiger Neurotransmitter bestellt ist. Liegt hier ein Missstand oder Mangel vor, kann das Gehirn reagieren und entsprechende Befehle zur Regulierung an den Darm senden. Somit werden die Gesundheit und die Balance der Darmflora sichergestellt, die wiederum die Basis für eine gesunde Hirnfunktion darstellt. Im Stressmodus wird diese Kommunikation zwischen dem enterischen Nervensystem und dem Gehirn jedoch unterdrückt, weshalb eine Regulierung der Darmflora nicht mehr stattfindet. Dies stellt grundsätzlich erst einmal kein Problem dar, denn im Normalfall wird der Stressmodus nach einigen Minuten wieder beendet. Dies geschieht zum einen durch entsprechende körperliche Bewegung – Fight oder Flight –, die dafür sorgt, dass das Niveau an Stresshormonen wieder abgebaut wird. Ist die bedrohliche Situation vorbei, wird die Amygdala nicht mehr stimuliert, es werden keine weiteren Stresshormone produziert und der Körper wechselt wieder in den entspannten Normalzustand über, in dem er sich regenerieren kann. Im Falle eines Traumas geschieht jedoch diese Beendigung des Stressmodus nicht oder nicht ausreichend.

Zur Erinnerung: Ein Trauma entsteht, wenn wir einer bedrohlichen Situation ausgesetzt sind, die uns emotional überwältigt und die wir allein nicht bewältigen können. Bezieht man nun das Wissen darüber ein, was während einer solchen Situation in unserem Körper geschieht, wird eines deutlich: Nicht das stressauslösende Ereignis erschafft das Trauma, sondern vielmehr die Umstände, die darauf folgen! Werden wir nach einem solchen Ereignis von anderen Menschen emotional aufgefangen oder gelingt es uns auf andere Weise, ein Gefühl der Kontrolle zurückzuerlangen, wird der Stressmodus im Körper beendet und es entsteht kein Trauma. Dies geschieht lediglich dann, wenn es uns nicht gelingt, den körperlichen Stressmodus zu durchbrechen. In einem solchen Fall wird dieser Modus zum Normalzustand und das führt wiederum zum posttraumatischen Stresssyndrom. Die Symptome dieser psychologischen Störung sollten nun ebenfalls nachvollziehbarer sein. Was PTBS am stärksten kennzeichnet, ist die sogenannte Hypervigilanz, ein Zustand erhöhter Wachsamkeit und Erregung. Da der Stressmodus nicht durchbrochen wurde, besteht weiterhin ein unbewusstes Gefühl der Bedrohung. Dadurch wird die Amygdala immer wieder neu stimuliert und die bewusste Wahrnehmung gesteigert.

Hypervigilanz stellt die Grundlage von PTBS dar, aus der immer weitere Störungen im System des Körpers entstehen, je länger dieser Zustand anhält. Jederzeit wird die Umgebung nach potenziellen Bedrohungen gescannt und an dieser Stelle kommen die sensorischen Erinnerungen ins Spiel, die während des traumatischen Erlebnisses vorwiegend gespeichert wurden. Das Unbewusstsein setzt diese spezifischen Wahrnehmungen nun mit einer akuten Bedrohung gleich, so kann ein bestimmter Geruch, ein Geräusch oder eine andere, im Grunde vollkommen harmlose Wahrnehmung das Trauma reaktivieren. Dann reagieren wir, als würde sich das Erlebte wiederholen, was es in unserem Geist auch tatsächlich tut. Diese Reaktion auf traumabezogene Wahrnehmungen nennt man Flashback, ein sich absolut real anfühlendes Wiedererleben der traumatischen Situation. Doch nicht nur regelmäßig auftretende Flashbacks machen Betroffenen das Leben schwer. Da die Wahrnehmung nun unbewusst hauptsächlich darauf ausgerichtet ist, die Umgebung nach potenziellen Bedrohungen zu scannen, bleibt kein Raum mehr für anderes. Neben Konzentrationsschwierigkeiten, Migräne und Kopfschmerzen, die durch die dauerhaft erhöhte Wahrnehmung sowie Anspannung entstehen, mangelt es an Erlebnissen der Freude und der Fähigkeit zur

Entspannung. So entstehen Depressionen und Schlafstörungen, die zusätzlich begünstigt werden durch einen Mangel an Neurotransmittern und anderen wichtigen Stoffen.

An dieser Stelle kommen wir zurück zum Darm, dessen Zustand nicht mehr reguliert wird und sich so immer weiter verschlechtert. Das Gleichgewicht der Darmflora gerät über einen längeren Zeitraum völlig außer Kontrolle, dringend benötigte Neurotransmitter können nicht mehr ausreichend bereitgestellt werden. Da die Gesundheit des Darms auch für ein intaktes Immunsystem eine herausragende Bedeutung hat, gerät dieses nun ebenfalls aus dem Gleichgewicht. Die Folgen sind vielfältig und reichen von einer erhöhten Infektanfälligkeit bis hin zu Autoimmunerkrankungen. Auch wenn dieses Gebiet noch nicht ausreichend erforscht ist, besteht ein begründeter Verdacht, dass ein nicht unerheblicher Teil der Autoimmunerkrankungen traumabedingt ist. Wer nun glaubt, all diese Auswirkungen eines Traumas seien schon zahlreich genug, der irrt sich gewaltig, denn dies ist lediglich die Spitze des Eisbergs. Das vegetative Nervensystem hat im Stressmodus die Kontrolle über alle körperlichen Systeme und deren Beziehungen zueinander. Somit gerät der gesamte Organismus aus dem Gleichgewicht, was eine unglaubliche Vielzahl an scheinbar unspezifischen Symptomen hervorruft. Die Auswirkungen einer unbehandelten PTBS lassen sich am besten in die folgenden zwei Kategorien aufteilen:

Mangelerscheinungen und ihre Auswirkungen: Da der Körper sich rund um die Uhr im Hochleistungsmodus befindet, verbraucht er auch entsprechend mehr Vitamine und Mineralien. Je länger der Zustand anhält, desto weniger kann der erhöhte Bedarf noch über die Ernährung ausgeglichen werden. Da der Parasympathikus im entspannten Normalzustand die Verdauung kontrolliert, geht die Resorption von Nährstoffen erheblich zurück, sobald dieser durch den Sympathikus unterdrückt wird. So entstehen ernsthafte Mangelerscheinungen, die zum Teil sogar lebensbedrohlich werden können. Dies gilt im besonderen Maße, wenn der Darm bereits geschädigt ist und sich eine Resorptionsstörung entwickelt.

Durch die Mangelerscheinungen und einen Mangel an Neurotransmittern entstehen vor allem psychologische Störungen wie Schlafstörungen, Depressionen, Angststörungen und Herzerkrankungen. Aber auch andere Organe können, je nachdem, an welchen Stoffen es mangelt, in ihrer Funktion beeinträchtigt werden. Erkrankungen der Haut oder eine erhebliche Verschlechterung des Hautbildes entstehen ebenfalls häufig in Folge von Mangelerscheinungen und Darmerkrankungen.

Folgen erhöhter Anspannung: Nicht nur das Gehirn steht im Stressmodus unter erhöhter Anspannung, sondern die gesamte Muskulatur und damit auch das Skelettsystem. So entstehen vor allem unspezifische Schmerzen wie Kopfschmerzen, Migräne und Schmerzen im Schulter- und Nackenbereich. Aber auch Rücken- und Gelenkschmerzen, für die keine Ursache zu finden ist, treten häufig auf. Eine weitere Folge dauerhaft erhöhter Anspannung betrifft unser wichtigstes Organ: das Herz. Nicht nur erhöhter Blutdruck und Herzrhythmusstörungen gehören zu den Folgen, sondern auch eine scheinbar ominöse, aber vollkommen reale Erkrankung, die sich „Broken-Heart-Syndrom" nennt. Dieses Syndrom kommt mit Symptomen daher, die einem Herzinfarkt gleichen:

- Engegefühl und Schmerzen im Brustbereich
- Atemnot
- Veränderung der Herzkurve im EKG und Anstieg der Herzenzymwerte im Blut

Wird nun jedoch eine Herzkatheteruntersuchung durchgeführt, lässt sich keine ausreichende Verengung der Herzkranzgefäße feststellen. Das Herz leidet dennoch messbar unter einer starken Funktionseinschränkung, die sich als Herzmuskelschwäche bezeichnen lässt und deren Entstehung wissenschaftlich noch nicht erforscht ist. Jedoch ist eines sichergestellt: Dem Broken-Heart-Syndrom geht eine schwerwiegende, traumatische Belastung voraus, wie sie zum Beispiel durch ein Verlusttrauma entstehen kann. Darüber hinaus scheint eine Störung der Kommunikation zwischen bestimmten Hirnarealen vorzuliegen. Dabei handelt es sich um die Regionen, die für Emotionsregulierung zuständig sind, also das limbische System und die Amygdala, sowie die Regionen, die Atmung und Herzschlag steuern. Deshalb liegt der Verdacht nahe, dass hier zusätzlich auch ein Mangel an Neurotransmittern zu den Ursachen gehören könnte.

Diese übergroße Vielfalt an Symptomen macht es so schwierig, traumabedingte Erkrankungen auch als solche zu erkennen, und ist gleichzeitig der Grund dafür, dass diese sich durch Fehlbehandlungen noch weiter verschlimmern können. Finden Betroffene keine angemessene Hilfestellung und sind auf sich allein gestellt, suchen diese selbstverständlich allein nach Mitteln, die Besserung versprechen. Neben der im Vorwort bereits angesprochenen Tatsache, dass viele sich dabei im Internetdschungel der Selbsthilfe-Coaches für immer verirren, kommt es so meist zur Selbstmedikation. So entstehen Suchterkrankungen und Substanzmissbrauch, denn es müssen Wege gefunden werden, mit dem ständigen Gefühl der Bedrohung und Angst umgehen zu können. Wer sich anders nicht entspannen kann, greift zu Alkohol, Marihuana, Beruhigungs- und Schlafmitteln sowie zu allen möglichen Betäubungsmitteln. Einigen Betroffenen gelingt es zwar, andere Wege zur Beruhigung zu finden, doch sind diese ebenso ungesund: Dissoziation. Bevor wir uns mit diesem Thema ausführlich befassen, müssen wir jedoch noch weitere physiologische, traumabezogene Vorgänge im Detail beleuchten, damit ein umfassendes Verständnis möglich wird.

Die Polyvagal-Theorie[10]

Die physiologischen Abläufe und Folgen eines traumatischen Erlebnisses lassen sich wie bisher beschrieben zwar hinreichend erklären, jedoch lässt diese Erklärung noch einige Fragen offen. Dazu gehört vor allem, wie es möglich ist, im Fight-/Flight-Modus, der für den Körper ja einen Hochleistungsmodus höchster Anspannung darstellt, in eine Depression zu geraten. Zur Definition von posttraumatischem Stress gehört immerhin das dauerhafte Bestehen des Fight-/Flight-Modus (Hypervigilanz) und die Symptome einer Depression passen so gar nicht in dieses Bild. Die Polyvagal-Theorie ist zwar bisher nicht abschließend durch wissenschaftliche Studien belegt, dafür jedoch in sich vollkommen schlüssig. Zudem gelingt es mit Hilfe dieser Theorie, diese offenen Fragen auf eine Art zu erklären, die am Ende zu einem stimmigen Gesamtbild führt. Diese Theorie fügt dem Fight-/Flight-Modus nämlich noch eine weitere, dritte Komponente hinzu: Freeze. Der Freeze-Modus beschreibt dabei einen Zustand des wortwörtlichen „Eingefrorenseins“, der dem Zustand einer Depression sehr viel näherkommt als der Fight- oder Flight-Modus. Weit wichtiger als dieser dritte Modus als körperliche Stressantwort ist jedoch die Beteiligung des Vagusnervs.

[10] Polyvagal-Theorie: Theorie des US-amerikanischen Psychiaters Stephen Porges über physiologische Abläufe im vegetativen Nervensystem im Zusammenhang mit Traumata.

Der Vagusnerv, als Teil des vegetativen Nervensystems, ist direkt mit dem Parasympathikus verbunden. Daraus entstand die bisher gültige Annahme, dass der Körper entweder im Stressmodus bzw. im Fight-/Flight-Modus oder im entspannten Normalzustand sein kann. Dabei ist im Stressmodus der Sympathikus das steuernde Element und im entspannten Zustand der Parasympathikus. Betrachtet man die Struktur des autonomen Nervensystems, fällt jedoch auf, dass der Vagusnerv sich in einen vorderen (ventralen) und einen hinteren (dorsalen) Ast aufteilt. Der Parasympathikus ist mit beiden verbunden und je nachdem, über welchen der beiden Äste des Vagusnervs kommuniziert wird, findet eine unterschiedliche, körperliche Reaktion statt. Bezieht man nun noch das sympathische Nervensystem mit ein, ergibt sich eine dreistufige Antwort des Körpers auf bedrohliche Reaktionen bzw. drei unterschiedliche Modi, innerhalb derer unser Körper operiert. Diese drei Modi lassen sich am besten als Leiter darstellen, von denen der erste bzw. oberste Modus der gesündeste ist, während die darunterliegenden sich steigernde Ausnahmezustände beschreiben.

Ventral-vagaler sozialer Modus

Dieser Zustand lässt sich am besten als entspannter Normalzustand beschreiben. Der vordere (ventrale) Vagusnerv ist aktiviert und sorgt dafür, dass Sympathikus und Parasympathikus harmonisch zusammenarbeiten. Wir sind entspannt, offen und fokussiert auf soziale Interaktion. Treten Probleme und Konflikte auf, versuchen wir zunächst, diese durch Kommunikation und Empathie zu lösen. Reichen diese Versuche jedoch nicht aus oder sind sie nicht zielführend, wird zunächst der Sympathikus und damit der Fight-/Flight-Modus aktiviert.

Fight oder Flight

In diesem Zustand wird der Körper durch Aktivierung des Sympathikus und die Ausschüttung von Stresshormonen in den Hochleistungsmodus gebracht, so, wie zuvor bereits beschrieben. Jedoch kann der Körper diesen Zustand nicht dauerhaft aufrechterhalten, da er einfach zu viele Ressourcen verbraucht und vor allem das Herz-Kreislauf-System überlastet. Führt dieser Modus also nicht dazu, dass die empfundene Bedrohung aufgelöst wird, und hält er zu lange an, wird der hintere (dorsale) Vagusnerv aktiviert und damit der dritte Modus eingeleitet.

Freeze

In diesem Modus ist der hintere Vagusnerv aktiv, der im entspannten Normalzustand für die Kommunikation zwischen dem enterischen Nervensystem (Darmgehirn) und dem Gehirn zuständig ist. Die Probleme, die aus einem längeren Ausfall dieser Kommunikation entstehen, haben wir bereits ausführlich besprochen. Dieser Teil des Vagusnervs stellt auch seinen ältesten Teil dar und die Reaktion, die er im aktivierten Zustand auslöst, ist nichts anderes als ein „sich totstellen". So funktioniert es zumindest bei Tieren heute noch, beim Menschen äußert sich diese Schutzfunktion auf vielfältigere Weise: Apathie, Teilnahmslosigkeit, Depression, Ohnmachtsgefühle, körperliche Dissoziation (Schmerzen werden nicht mehr wahrgenommen), Kraftlosigkeit und emotionale Dissoziation.

Nach der Polyvagal-Theorie wechseln wir nun ständig zwischen diesen drei Zuständen hin und her, wobei die zweite Stufe – also die Aktivierung des Sympathikus – übersprungen werden kann. Jedoch ist dies nur möglich, wenn vorher der ventral-vagale Modus aktiv war, also der entspannte Normalzustand. Aus dem dorsal-vagalen Modus, dem Freeze-Modus, kann der Körper nur in den nächsthöheren Zustand wechseln, den Fight-/Flight-Modus. Für Menschen, die unter dem posttraumatischen Stresssyndrom leiden, ergibt sich daraus ein ständiges Auf und Ab, ein sich Abwechseln zwischen Zuständen der Hypervigilanz und der ohnmächtigen Depression und Antriebslosigkeit. Dabei wird der entspannte Normalzustand kaum einmal erreicht, da die Wahrnehmung der Umwelt nur noch durch die Filterbrille der Traumatisierung erfolgt. So werden ständig Bedrohungen wahrgenommen, die in den meisten Fällen nicht real sind und leider auch nur selten bewusst werden. Diese sorgen jedoch dafür, dass das vegetative Nervensystem von Betroffenen immer wieder aktiviert wird.

Auf diese Art betrachtet erscheint posttraumatischer Stress zunächst einmal umso mehr als ein Hamsterrad, aus dem es kein Entrinnen gibt. Jedoch führt das tiefere Verständnis der physiologischen Abläufe auch zur Erkenntnis physiologischer Heilungsmethoden, die äußerst vielversprechend sind. Der Grund für die Entwicklung der Polyvagal-Theorie bestand tatsächlich nicht nur in der vollständigen Erklärung der physiologischen Abläufe. Vielmehr ging es dem Begründer dieser Theorie darum, wirksame Therapieansätze aus diesen Erkenntnissen abzuleiten. Das aus dem Gleichgewicht geratene vegetative Nervensystem lässt sich zurücksetzen und neu trainieren, mit einfachen Übungen, die den Vagusnerv stimulieren und die jeder für sich allein durchführen kann. Aus eigener Erfahrung kann ich sagen, dass es sich hierbei um die bei weitem hilfreichste Therapieform traumatischer Erkrankungen handelt. Deshalb werde ich diese Techniken in einem abschließenden Selbsthilfekapitel noch ausgiebig behandeln.

Trauma und das noch nicht vollständig entwickelte Gehirn

Welche Auswirkungen hat Trauma auf einen frühkindlichen Organismus, dessen Gehirn sich noch in der Entwicklung befindet? Wie wir ja bereits festgestellt haben, verursacht ein Trauma eine große Bandbreite an physiologischen Störungen und bringt den gesamten Organismus aus dem Gleichgewicht. Da liegt die Vermutung nahe, dass die Schäden in einem Alter, in dem sich das Gehirn noch entwickelt, umso größer sein müssten. Klarheit über diese Vermutung liefert eine Studie des Max-Planck-Instituts in München, die ebenfalls der Epigenetik entspringt. Diese Studie, die auch an Mäusen durchgeführt wurde, konzentrierte sich auf die Auswirkungen von Traumata auf molekularer und genetischer Ebene. Die Vorgehensweise war die gleiche, wie in der bereits im Vorkapitel erläuterten Studie der ETH Zürich, so wurden neugeborene Mäuse für kurze Zeit von ihren Müttern getrennt, um ein Trauma zu erzeugen. Auch die Folgen dieses Traumas habe ich im Zuge der anderen Studie bereits genannt: eine lebenslang erhöhte Produktion von Stresshormonen, Störung von Emotionen, Gedächtnisleistung, Antrieb und Verhalten.

Die **Ursache** für all diese Veränderungen, die die traumatisierten Mäuse ein Leben lang beeinträchtigten, fand sich in einem sogenannten **Prohormon**: Vasopressin. Dieses Prohormon wurde durch die Traumatisierung dauerhaft vermehrt produziert und ausgeschüttet. Lange Zeit glaubte man, dieser Stoff wäre lediglich für die Nieren von Bedeutung, da er antidiuretisch[11] wirkt und somit die Harnausscheidung beeinflusst. Inzwischen weiß die Wissenschaft jedoch mehr, denn Vasopressin ist an einer Vielzahl von Stoffwechselvorgängen beteiligt. So wirkt es sich unter anderem signifikant auf die Gedächtnis- und Lernleistung aus und steuert emotionale Vorgänge, deshalb wird es in der heutigen Zeit auch immer öfter mit psychischen Erkrankungen in Verbindung gebracht. Darüber hinaus ist

[11] Antidiuretische Wirkung: Regulierung der Harnausscheidung, die Wasserrückresorption wird aktiviert

Vasopressin erheblich an der Stressreaktion des Körpers beteiligt, indem es die Produktion von Corticotropin stimuliert. Bei diesem Stoff handelt es sich um eine Vorstufe des Stresshormons Cortisol. Außerdem hat Vasopressin einen entscheidenden Einfluss auf das weibliche Fürsorge- und das männliche Sozialverhalten.

Diese äußerst wichtige Studie hat somit aufgezeigt, wie verheerend sich selbst kleine Störungen in der Entwicklungsphase auswirken können – und das ein Leben lang. Damit sind wir jedoch noch nicht am Ende der Probleme, die durch das Erleben von Traumata in frühester Kindheit entstehen können. Die dissoziative Identitätsstörung, mit der wir uns im Folgenden ausgiebig befassen werden, kann tatsächlich nur innerhalb dieser Phase entstehen. Auch wenn die Störung des Vasopressin-Systems hierbei vermutlich ebenfalls eine wichtige Rolle spielt, ist bis heute leider nicht vollständig erforscht, wie die DIS genau entsteht. Bezüglich der wissenschaftlichen Erforschung dieser Störungen bleibt es deshalb spannend, eines kann man jedoch heute bereits mit Sicherheit sagen: Trauma ist ein körperliches Phänomen und wenn es in der Entwicklungsphase auftritt, wird die nachfolgende Entwicklung dadurch unvorhersehbar verändert.

Die komplexe Welt der Traumafolgestörungen in der medizinischen Diagnostik

Bisher haben wir uns lediglich mit der bekanntesten Traumafolgestörung – PTBS – beschäftigt, doch daneben existieren noch zahlreiche weitere, unter anderem die dissoziativen Störungen, mit denen wir uns im nächsten Kapitel befassen werden. Die Diagnostik psychischer und anderer Erkrankungen erfolgt weltweit nach dem ICD, der als eine Art Diagnoseschlüssel zu betrachten ist. Dieser ist nicht in allen Ländern verpflichtend und insbesondere die USA verwendet mit dem DSM für psychische Erkrankungen eigene Richtlinien. In Deutschland gilt der ICD jedoch als verpflichtend.

Für Betroffene von Traumafolgestörungen erwies sich diese Tatsache bisher als sehr nachteilig, zumindest so lange, wie der ICD 10 noch in Kraft war. Seit Beginn des Jahres 2022 existiert jedoch ein neuer ICD, der besonders im Bereich der Traumafolgestörungen und der dissoziativen Störungen eine erhebliche Verbesserung darstellt. Wo der ICD 10 lediglich Ereignisse „mit außergewöhnlicher Bedrohung oder katastrophenartigem Ausmaß" als traumatisch anerkannte, wird Trauma im ICD 11 nun nach neuesten Erkenntnissen definiert. Es wird nun offiziell unterschieden zwischen der PTBS, der ein einmaliges traumatisches Ereignis zugrunde liegt, und der komplexen PTBS. Die Definitionen für das Erfüllen einer solchen Diagnose entsprechen den im vorigen Kapitel beschriebenen. Auch das Sekundärtrauma wird nach dem ICD 11 nun anerkannt, was ebenfalls eine wesentliche Verbesserung darstellt. Für Traumafolgestörungen existiert nun ein eigener Bereich, der insgesamt vier unterschiedliche Diagnoseschlüssel (Erkrankungen) zusammenfasst:

Die Posttraumatische Belastungsstörung (6B40)

Diese Störung kann auftreten nach ein- oder mehrmaligem Erleben bedrohlicher oder entsetzlicher Ereignisse. Sie zeichnet sich aus durch Wiedererleben der traumatischen Situation in Form von Flashbacks und/oder Albträumen, die Vermeidung von allem, was mit der traumatischen Situation zusammenhängt, und eine deutlich erhöhte Alarmbereitschaft (Hypervigilanz). Für eine eindeutige Diagnose ist das Bestehen der genannten Symptome über mehrere Wochen erforderlich, zudem muss eine starke Beeinträchtigung verschiedener Lebensbereiche durch die Störung vorliegen.

Die komplexe Posttraumatische Belastungsstörung (6B41)

Im ICD 10 wurde diese spezielle Form der PTBS nicht aufgelistet, nun ist sie jedoch anerkannt. Sie definiert sich wie die PTBS mit einigen zusätzlichen Kriterien. Wenn alle Symptome einer PTBS erfüllt sind, müssen außerdem noch schwerwiegende Probleme bei der Affektregulierung bestehen. Darüber hinaus werden ein stark negativ geprägtes, andauerndes Selbstbild, verbunden mit Schuld- und Schamgefühlen hinsichtlich des traumatischen Ereignisses, sowie prägnante Schwierigkeiten, Beziehungen aufrechtzuerhalten und Nähe zu ertragen, als weitere Symptome genannt. Wie bei der PTBS auch, müssen die Symptome über mehrere Wochen bestehen und schwerwiegende Einschränkungen in mehreren Lebensbereichen verursachen.

Die verlängerte Trauerstörung (6B42)

Auch diese Diagnose ist neu im ICD 11 und beschreibt die Folgen eines Verlusttraumas. Zur Erfüllung der Diagnose muss die Trauerzeit länger als sechs Monate andauern und den normalen gesellschaftlichen und kulturellen Rahmen deutlich überschreiten.

Die Anpassungsstörung (6B43)

Unter dieser Diagnose fasst der ICD 11 jene Traumafolgestörungen zusammen, die durch mindere traumatische Erlebnisse, sogenannte Stressoren, hervorgerufen werden. Dazu gehören zum Beispiel Krankheit, Scheidung und soziale Konflikte, die zu belastenden Gedanken, einer übermäßigen Konzentration auf die Belastung, Gedankenkreisen, Ängsten und anderen, unspezifischen Symptomen führen. Im Normalfall treten die Symptome einen Monat nach dem belastenden Ereignis auf und dauern maximal sechs Monate an, solange die Belastung nicht weiter besteht. Somit ließe die Anpassungsstörung als „Trauma light" bezeichnen.

Traumabedingte Dissoziation im Porträt

Dissoziation gehört zu den komplexesten Themen, die innerhalb der Psychologie existieren. Bezüglich ihrer Definition existieren unterschiedliche Konzepte und gleiches gilt für die Diagnostik. Grundlegend existiert der Begriff Dissoziation innerhalb vier unterschiedlicher Kontexte und je nach Kontext variiert seine Definition. Der Begriff selbst stammt aus dem Lateinischen und lässt sich mit „zerfallen, zerfließen, zerteilen" übersetzen. Er beschreibt also in der Regel einen Zustand, in dem sich ein Bestandteil von einem anderen löst. Dennoch lässt er sich sehr variabel einsetzen und da dieses Buch sich vor allem an Betroffene von Traumafolgestörungen und dissoziativen Störungen richtet, halte ich es deshalb für am wichtigsten, zunächst Klarheit bezüglich dieser Grundlagen zu schaffen. So fällt die Eigenrecherche leichter, da besser offensichtlich wird, in welchem Zusammenhang der Begriff Dissoziation jeweils steht. Wer nach Dissoziation sucht, findet üblicherweise auch Beiträge, die aus unterschiedlichen, nicht immer relevanten Kontexten stammen. Außerdem kann auch weiterführende, einschlägige Fachliteratur besser verstanden werden, sobald die unterschiedlichen Begriffsdefinitionen bekannt sind.

• Dissoziation im systemtheoretischen[12] Kontext

Innerhalb der Systemtheorie werden zum Beispiel Gruppen von Menschen als System dargestellt, dabei kann es sich um eine Familie handeln, eine Firma oder um die Bevölkerung eines ganzen Landes. Nach der Systemtheorie ist jeder einzelne Bestandteil eines solchen Systems mit dem Rest des Systems verbunden, also assoziiert, und steht immer in einem bestimmten Kontext zu den anderen Teilen des Systems. Wenn man im Zusammenhang mit der Systemtheorie also von Dissoziation spricht, bedeutet dies, dass ein bestimmter Teil des Systems nicht mehr mit dem Rest verbunden ist. In diesem Kontext bezeichnet Dissoziation somit eine Trennung. Der Begriff des sogenannten „DIS-Systems", mit dem wir uns im entsprechenden Kapitel noch ausführlich beschäftigen werden, entstammt im Übrigen nicht der Systemtheorie, auch wenn er die grundsätzliche Definition des Begriffes erfüllt. Da sich die Systemtheorie ausschließlich mit Gruppen, also mit vollständigen Systemen, befasst und nicht mit Einzelpersonen und deren innerem System, geht es in diesem Zusammenhang also nicht um traumabedingte Dissoziation. Deshalb wird der systemtheoretische Kontext im Folgenden nur einmal kurz zum Tragen kommen, wenn wir uns mit dem DIS-System beschäftigen.

• Dissoziation im Kontext der kognitiven Psychologie[13]

Die kognitive Psychologie beschäftigt sich mit den Vorgängen des Lernens und somit auch der Erinnerung, dabei wird versucht, diese Vorgänge innerhalb des Gehirns zu lokalisieren und nachzuvollziehen. In diesem Kontext unterscheidet man zwischen zwei verschiedenen Arten von Erinnerungen: explizit (bewusst) und implizit (unbewusst). Im Grunde sind beide Arten von Erinnerungen ständig abrufbar, jedoch sind die expliziten dauerhaft in unserem Bewusstsein. Dazu gehören Dinge wie unser Name und Geburtstag, der aktuelle Wochentag etc. Erinnerungen, die dem impliziten Gedächtnis zugeordnet werden, sind in einem anderen Hirnareal gespeichert, da sie weniger wichtig sind bzw. Informationen enthalten, die seltener benötigt werden. Diese Inhalte sind ebenfalls bewusst abrufbar, wir müssen uns

---

[12] **Systemtheorie:** Philosophisch-soziologische Theorie der Kommunikation, welche versucht, komplexe soziologische Strukturen innerhalb der Gesellschaft zu erklären und deren Verhalten vorauszusagen.

[13] **Kognitive Psychologie:** Untersucht die kognitiven Vorgänge des Lernens und die daraus resultierenden Verhaltensmuster

dafür jedoch mehr anstrengen und sie gewissermaßen triggern. Hierbei handelt es sich häufig um Lerninhalte, die wir nicht regelmäßig benötigen, oder allgemeine Erinnerungen ohne besondere Relevanz, zum Beispiel: „Was habe ich letzten Mittwoch gegessen?" Diese impliziten Erinnerungen werden im Kontext der kognitiven Psychologie als dissoziierte Erinnerungen bezeichnet, was leicht zu Verwirrung führen kann, wenn man etwas über Dissoziation im Zusammenhang mit traumabedingter Dissoziation lesen möchte. Dissoziierte Erinnerungen in diesem Kontext sind dennoch immer abrufbar, anders als traumabedingte, dissoziierte Erinnerungen.

• Dissoziation im phänomenologischen[14] Kontext

Der phänomenologische Kontext kommt vor allem im Rahmen einer Diagnosestellung zum Tragen. Der Arzt lässt sich die Symptome schildern oder beobachtet und beschreibt diese. Dissoziation in diesem Kontext ist dann ein reines Symptom, der Begriff sagt also zunächst nur aus, wie sich Dissoziation äußerst, und nicht, wie sie entsteht. Erst nach der Stellung einer Diagnose würde der Begriff Dissoziation zum Beispiel in den psychoanalytischen Kontext wechseln. Im Folgenden wird dieser Kontext nur dann vorliegen, wenn die reine Symptomatik von Dissoziation beschrieben wird.

• Dissoziation im psychoanalytischen[15] Kontext

Innerhalb der Psychoanalyse finden wir nun endlich den für uns hauptsächlich relevanten Kontext von Dissoziation. Hier wird der Begriff als unbewusster, psychischer Abwehrmechanismus definiert, in Anlehnung an Sigmund Freuds Instanzenmodell und das ähnliche, lediglich erweiterte Persönlichkeitsmodell von Carl Gustav Jung. Beide Modelle beschreiben die Dynamiken der Psyche mit der Verdrängung als Abwehrmechanismus. In der Psychoanalyse gehört Dissoziation somit zu den Verdrängungsmechanismen, die eine Schutzfunktion der Psyche darstellen. Wenn im Folgenden also von Dissoziation gesprochen wird, dann immer aus dem psychoanalytischen Kontext heraus, solange es um die psychischen Vorgänge und deren Hintergründe geht.

---

[14] **Phänomenologie:** Philosophische Strömung, deren Anschauungen zum Teil auch innerhalb der naturwissenschaftlichen Welt zum Tragen kommen. Die Phänomenologie beschreibt beobachtbare Phänomene als Symptome.

[15] **Analytische Psychologie:** Teilgebiet der Psychologie, welches psychische Probleme durch Arbeit mit dem Unbewusstsein zu lösen versucht.

DISSOZIATION IM PSYCHOANALYTISCHEN UND PHÄNOMENOLOGISCHEN KONTEXT VERSTEHEN

Wir betrachten das Phänomen Dissoziation nun aus dem für uns relevanten Kontext, indem wir uns mit der Symptomatik sowie den Ursachen beschäftigen. Grundlegend lässt sich die Symptomatik zunächst einmal mit einer Verschiebung oder Veränderung der Wahrnehmung beschreiben. Wahrnehmung im gesunden Normalzustand umfasst immer die folgenden Kriterien:

- Die Sinneseindrücke (hören, sehen, riechen, schmecken, fühlen)
- Die eigenen Emotionen und Gedanken
- Körpergefühl
- Zeitgefühl
- Räumliche Orientierung

Bei einer Dissoziation werden Teile der normalen Wahrnehmung und/oder Erinnerung ausgeblendet bzw. dissoziiert, was entweder bewusst oder unbewusst geschehen kann. So existieren auch ganz alltägliche Formen von Dissoziation, die jeder Mensch kennt und die weder trauma- noch erkrankungsbedingt sind. Dazu gehören zum Beispiel Tagträume oder die sogenannte „Autobahntrance“, bei der die volle Konzentration auf die Straße gerichtet ist und andere Teile der Wahrnehmung, wie das Zeitgefühl, verloren gehen. Auch der kreative Flow-Zustand oder ein völliges Versunkensein in die Arbeit lassen sich als gesunde Form von Dissoziation beschreiben. Die Unterscheidung zwischen einer normalen oder gesunden Form von Dissoziation und der Dissoziation als Folge von Trauma liegt im Grunde in der Bewusstheit. Gesunde Formen von Dissoziation werden bewusst eingeleitet, traumabedingte Dissoziation geschieht unbewusst, im Normalfall als Reaktion auf Reize, die entweder direkt an das Trauma erinnern (Trigger), oder auf Situationen, die als überwältigend oder unerträglich erlebt werden. Im Falle einer Dissoziation kommt es jedoch nicht immer zwangsläufig zu einem Wechsel von Persönlichkeitsanteilen, viel häufiger werden einfach Teile der Wahrnehmung unterdrückt. So kann das Schmerzempfinden genauso ausgeblendet werden, wie die Emotionen.

Diese „einfache", traumabedingte Dissoziation entsteht unbewusst, aus dem **Verlangen** heraus, die dauerhaften und überwältigenden, **negativen Gefühle nicht mehr wahrnehmen zu müssen**. So spalten Betroffene sich von der Wahrnehmung ihres Selbst ab, besonders von der Körperwahrnehmung. Erschöpfung, Schmerzen und Anspannungen werden so gar nicht mehr oder nur noch stark abgeschwächt gefühlt und es wird möglich, weiter zu funktionieren. Dieser Zustand ließe sich zwar nach den Kriterien des ICD 11 einer Dissoziativen Identitätsstörung, mit der wir uns im folgenden Kapitel ausführlich befassen, zuordnen, entspricht jedoch keineswegs der klassischen Vorstellung. Dissoziation kann, muss aber nicht mit dem Wechsel zwischen verschiedenen Persönlichkeitsanteilen einhergehen. Selbst wenn ein solcher Wechsel stattfindet, wird er von Betroffenen nur in seltenen Fällen als solcher wahrgenommen, und auch für Außenstehende ist dieser nicht immer offensichtlich. Ist die Last des Traumas aber zu groß, so dass es häufig zu Flashbacks und damit verbundenen, unerträglichen, emotionalen Zuständen kommt, findet eine tatsächliche Persönlichkeitsabspaltung statt. Dann werden nicht nur die eigenen Emotionen ausgeblendet, sondern zum Teil auch das Erleben der Flashbacks. In einem solchen Fall kennzeichnet sich die Dissoziation durch ein weiteres Merkmal: teilweise oder vollständige Amnesie. Da solche dissoziativen Zustände für Außenstehende nur schwer nachvollziehbar sind, möchte ich versuchen, diese zu beschreiben und durch einige Beispiele zu verdeutlichen.

Eine körperliche und emotionale Dissoziation fühlt sich im Grunde so an, als befände man sich außerhalb des eigenen Körpers. Dabei behält man das Gefühl der Kontrolle und die Wahrnehmung funktioniert scheinbar normal, man sieht sich also nicht von außerhalb. Es fehlt lediglich der Bezug zum eigenen Körper und Schmerzen werden erst ab einem sehr hohen Maß wahrgenommen. Sämtliche Körperwahrnehmungen scheinen sich wie durch eine dicke Schicht Watte hindurcharbeiten zu müssen, bevor sie spürbar werden. In diesem Zustand ist es auch möglich, traumatische Erinnerungen abzurufen und darüber zu sprechen, ohne emotional davon berührt zu werden. Es fühlt sich dann an, wie die Erlebnisse einer anderen Person oder wie eine Geschichte aus einem Film, die man lediglich nacherzählt. Durch diese Tatsache erscheinen Betroffene oft unglaubwürdig, da sie von ihrem Trauma berichten und dabei völlig unberührt erscheinen. Dies führt wiederum häufig dazu, dass sie in ihren Schilderungen nicht ernst genommen werden. Die äußerst komplizierten und nur sehr schwierig nachzuvollziehenden Hintergründe, einen Flashback zu erleben, ohne sich dessen bewusst zu sein, möchte ich am Beispiel einer Geschichte erklären. Viele Leser werden diese Geschichte kennen, da sie sich indirekt ebenfalls mit dem Thema Trauma befasst: die Serie „The Handmaid`s Tale", dt. „Report der Magd". Für all jene, die nicht mit der Geschichte vertraut sind, fasse ich kurz die wichtigsten Umstände zusammen: Die Geschichte spielt im Amerika einer nahen Zukunft, in der durch die Vergiftung der Umwelt ein Großteil der Menschheit unfruchtbar geworden ist. Eine Gruppe religiöser Fanatiker reißt nun die Macht an sich und gründet so den Staat Gilead, in dem Frauen all ihre Rechte verlieren und zu reinen Gebärmaschinen degradiert werden. Die sogenannten Handmaid`s (dt. Mägde) werden Familien zugeteilt, in denen sie einmal im Monat vom Oberhaupt der Familie rituell vergewaltigt werden, um dann dessen Kind auszutragen.

Frauen, die sich widersetzen, werden entweder in Kolonien geschickt, um Giftmüll wegzuräumen, bis sie an den Folgen sterben, oder sie müssen ihr Leben in Bordellen fristen. Unser Beispiel für vom Opfer nicht wahrgenommene Flashbacks handelt von einer dieser Frauen, die in einem Bordell leben musste und der nach einer Weile die Flucht gelang: Moira. Als Moira wieder frei ist und in Kanada lebt, besucht sie einen Nachtclub. Dort sitzt sie an der Bar, als ihr plötzlich eine Frau vom anderen Ende der Bar zuprostet. Was dann geschieht, wirkt befremdlich. Moira, die homosexuell ist, zieht sich mit dieser anderen Frau auf die Toilette zurück und befriedigt sie sexuell. Bis dahin wirkt alles noch normal oder zumindest nachvollziehbar, da Moira eben dem eigenen Geschlecht zugewandt ist. Dann wird es jedoch merkwürdig, denn als die andere Frau sich revanchieren will, lehnt Moira ab, wäscht sich die Hände und will offensichtlich so schnell wie möglich die Szene verlassen.

Die andere Frau nennt Moira dann ihren Namen, woraufhin Moira sich als Ruby vorstellt, was dem Namen entspricht, den sie im Bordell in Gilead trug. Was ist hier also geschehen? Ich bin mir sicher, nicht wenige Zuschauer waren mehr als verwirrt über diese Szene, die sich jedoch im Grunde einfach erklären lässt: Die gesamte Umgebung im Nachtclub war voller Trigger für Moira, die sie an ihre früheren, ständigen Traumatisierungen erinnert haben. Als die fremde Frau ihr zuprostete, war dies ein dissoziationsauslösender Trigger, denn in dem Bordell, in dem Moira lebte und arbeitete, war sie gezwungen, jeder noch so geringen

Geste eines Mannes Folge zu leisten. So begann an dieser Stelle der von Moira nicht wahrgenommene Flashback. Während ihrer Zeit im Bordell hatte sich bei ihr eine Konditionierung entwickelt, ein Programm, mit dem sie auf bestimmte Reize reagierte. Dieses Programm sah vor, Männer sexuell zu befriedigen, sobald dies von ihr verlangt wurde. Dabei ging es vor allem darum, das notwendige Übel so schnell wie möglich hinter sich zu bringen – ein Vorhaben, welches sich dissoziiert vom eigenen Empfinden sehr viel leichter bewerkstelligen lässt.

Diese Konditionierung wurde nun ausgelöst, Moira war während dieses Ereignisses emotional wieder zurück in Gilead, im Bordell, und tat, was sie eben tun musste, um zu überleben. Für eine begrenzte Zeitspanne war sie wieder Ruby, eine von Gileads Zwangsprostituierten. Die Tatsache, dass sie sich hinterher als Ruby vorstellte, zeugte deutlich davon. Diese zugegeben grauenhafte Geschichte macht eines überdeutlich: Dissoziation, selbst in der „einfachen" Variante, gehört zu den schlimmsten Auswirkungen eines Traumas und führt häufig dazu, dass die Traumatisierung sich nur immer weiter vertieft. Denn solange Betroffene unbewusst ihren negativen Konditionierungen folgen, wie im eben beschriebenen Fall Moiras/Rubys, retraumatisieren sie sich selbst wiederholt. Eine solche, unbewusste Konditionierung aufzudecken und ins Licht des Bewusstseins zu rücken, gelingt jedoch im Normalfall nur durch Hinweise von außen. Da diese Art Verhalten dem Selbstschutz dient, wird es von Betroffenen vor sich selbst verborgen.

DISSOZIATION ERKENNEN

Ein weiteres, großes Problem für Betroffene besteht darin, dissoziative Zustände bei sich selbst überhaupt erkennen zu können. Da die Abspaltung unbewusst geschieht und es hinterher sogar zu Amnesien kommen kann, ist es beinahe unmöglich, darauf aufmerksam zu werden. Es gibt jedoch bestimmte Hinweise, auf die geachtet werden sollte, wenn der Verdacht besteht, unter dissoziativen Zuständen zu leiden.

• Körperliche Symptome:

Es existiert eine Reihe von körperlichen Symptomen, die auf dissoziative Zustände hinweisen können. Voraussetzung ist natürlich immer, dass diese in einem erheblichen Maß auftreten, also sehr häufig und/oder lang andauernd sind, sowie das Nichtvorhandensein anderer, medizinischer Ursachen. Während dissoziativer Episoden tritt vor allem eine stark erhöhte Anspannung auf, die sich besonders im Bereich der Nacken-, Schulter- und Rückenmuskulatur manifestiert. Auch Zittern und Körpersteifheit können in diesem Zusammenhang auftreten. Kopfschmerzen und vor allem Migräne begleiten dissoziative Zustände ebenfalls häufig, auch wenn Migräne ein eigenes Krankheitsbild darstellt. Ausgeprägte Erschöpfungszustände treten vor allem während länger anhaltenden, dissoziativen Zuständen und direkt danach auf. Ursache dafür ist die starke Anspannung, die im Körper während solcher Episoden besteht und die sich anschließend löst. Medizinisch nicht erklärbare Schmerzen, die im Grunde in jeder Körperregion auftreten können, sind ebenfalls ein möglicher Hinweis auf einen dissoziativen Zustand.

• Unerklärliche Erinnerungslücken:

Gemeint sind hier natürlich keine Filmrisse nach dem Einfluss von Drogen oder Alkohol. Die Gedächtnislücken, die durch dissoziative Zustände verursacht werden, sind meist um einiges subtiler. Hin und wieder sind diese so subtil, dass Betroffene nur durch Zufall darauf aufmerksam werden. So setzt man sich zum Beispiel zum Lesen eines Buches hin, schaut drei Stunden später wieder auf die Uhr und stellt dann fest, dass man immer noch auf der gleichen Seite wie zu Beginn ist. Weder hat man geschlafen noch kann man sich erinnern, was sonst in der Zeit geschehen sein könnte. Es fühlt sich an, als hätte man sich gerade erst hingesetzt. Manch einer geht vielleicht immer die gleiche Strecke spazieren, die eine bestimmte Zeitspanne beansprucht, zum Beispiel fünfundvierzig Minuten. Dann kommt man eines Tages vom Spaziergang nach Hause und wird gefragt, wo man so lange gewesen ist. Es stellt sich dann heraus, dass mehrere Stunden vergangen sind, doch man erinnert sich lediglich an einen ganz normalen Spaziergang, ohne Pausen und ohne vom üblichen Weg abgewichen zu sein.

Ein weiteres Beispiel für mögliche dissoziative Gedächtnislücken kann vorliegen, wenn man häufiger Menschen begegnet, die einen gut zu kennen scheinen, während man selbst keine Ahnung hat, wer diese Menschen sind. Dies ist sogar ein besonderes Alarmsignal, bei dem man dringend aufmerksam werden sollte! Gedächtnislücken können auch in Bezug auf die eigene Lebensgeschichte auftreten und auch hier sind sie meist eher subtiler Natur. Viele Betroffene erinnern sich zum Beispiel nur sehr verschwommen oder gar nicht an ihre Kindheit und Jugend, halten dies jedoch für vollkommen normal. Der Zeitraum der Gedächtnislücken gibt dabei erste Hinweise darauf, wann die stärksten Traumatisierungen stattgefunden haben. Auch eine spürbare Verwirrung, wenn es darum geht, Gedächtnisinhalte zeitlich einzuteilen, kann ein Hinweis auf Dissoziation sein. So ist die Erinnerung an die Kindheit und Jugend zwar noch vorhanden, aber man kann bestimmte Ereignisse weder einem Jahr noch einem Alter zuordnen. Auch dies fällt häufig erst nach langer Zeit auf, so wurde ich selbst irgendwann stutzig, als mir Folgendes bewusst wurde: Sämtliche Erinnerungen aus meiner Kindheit und Jugend fanden in meiner Erinnerung entweder im Alter von acht oder sechzehn Jahren statt. Auch wenn dies natürlich unmöglich ist, da auch Erinnerungen aus früherer Kindheit dabei waren, fiel mir dies erst in einem fortgeschrittenen Alter auf. Eine solcherart fragmentierte Erinnerung ist ein relativ deutlicher Hinweis darauf, dass bereits seit langem immer wieder dissoziative Zustände auftreten.

• Derealisation und Depersonalisation (DrDp) – Das Gefühl, „in einer Blase zu sitzen"

Hinter diesen beiden Begriffen verbirgt sich die Entfremdung von der Realität und der eigenen Persönlichkeit. Dies hört sich zwar erst einmal so an, als sollte es jedem, der diesen Zustand erlebt, sofort auffallen, was aber ebenfalls nicht zwangsläufig geschieht. Diese beiden Zustände, die einzeln oder gemeinsam auftreten können, gehören zu den deutlichsten Anzeichen einer Dissoziation und plagen besonders Menschen, die bereits in der Kindheit schwer traumatisiert wurden. Genau aus diesem Grund wird der Zustand dann auch nicht als etwas Besonderes wahrgenommen, da man ihn eben sein Leben lang kennt. Betroffene wissen dann, dass sie sich eben häufig so fühlen, und empfinden das als Teil ihrer Realität und Normalität. Wenn überhaupt Verdacht geschöpft wird, dass etwas nicht stimmen könnte, sucht man eher auf der körperlichen Ebene nach Ursachen, da dieser Zustand fast immer auch von Schmerzen begleitet wird. Meist erwachen Betroffene bereits in diesem Zustand und denken nur, sie hätten wieder einmal einen schlechten Tag. Es ist aber genauso gut möglich, dass der Zustand plötzlich, im Laufe des Tages auftritt. Da dies aber meist von einer auftretenden Migräne oder anderen Schmerzzuständen begleitet wird, werden die übrigen Symptome eben auch darauf geschoben.

Zur Verdeutlichung möchte ich diesen Zustand einmal aus meiner persönlichen Sicht beschreiben, die natürlich davon abweichen kann, wie andere Betroffene dies empfinden. Besonders die Stärke der Ausprägung einzelner Symptome kann hier variieren. Trotzdem existieren ausreichend Gemeinsamkeiten, die immer auftreten, so dass jeder sich darin wiedererkennen kann, sollte er solche Zustände selbst erleben. Erwacht man bereits in diesem Zustand, hat es tatsächlich meist schon in der Nacht oder am Abend zuvor begonnen. Eine plötzliche Migräne oder starke Übelkeit zwingt einen, ins Bett zu gehen, der Schlaf ist jedoch stark gestört und gleicht eher einer Art Trance. Man schläft irgendwie, grübelt dabei aber die ganze Zeit und ist doch nicht in der Lage, sich umzudrehen oder aufzustehen. Wenn man dann am Morgen erwacht, fühlt man sich wie zerschlagen, so, als würde man nur aus Schmerzen bestehen. Der Kopf, die Schultern, der Rücken, die Gelenke, irgendwie tut alles weh, doch ist der Schmerz seltsam weit entfernt. Die Gedanken sind ebenfalls weit entfernt, der Kopf fühlt sich an, als würde er in einer dicken und schweren Wolke feststecken oder als wäre er mit Watte aus Blei gefüllt. Es ist unmöglich oder extrem anstrengend, klare Gedanken zu fassen, geschweige denn, sich auf irgendetwas zu konzentrieren. Die Sehfähigkeit kann ebenfalls mehr oder weniger eingeschränkt sein.

Im Laufe einiger Stunden gewöhnt man sich an das Gefühl und nimmt diesen Zustand noch weniger wahr, so dass man in der Lage ist, einigermaßen zu funktionieren. Dabei läuft man jedoch herum wie ein Schlafwandler im Autopilotmodus und fühlt sich weit entfernt von allem, von der Welt und von sich selbst, als würde man in einer Seifenblase sitzen, die einen von allem trennt. Alles fühlt sich irgendwie surreal und unwirklich an, ähnlich wie in einem Traum. Der Bezug zum eigenen Körper scheint zu fehlen, so, als wäre er gar nicht vorhanden. Man kann sich das vielleicht vorstellen, als würde man ein Virtual-Reality-Spiel mit 3-D-Brille spielen. Es wirkt wie reales Erleben, aber man ist nur geistig im Spiel. In besonders schweren Fällen können zusätzlich auch optische und akustische Halluzinationen auftreten. Hier ist alles möglich, zum Beispiel seltsame und eindringliche Geräusche wie lautes Brummen sowie im visuellen Bereich eigene Körperteile, deren Größenverhältnisse sich plötzlich verzerren, sich verändernde Größenverhältnisse in der Außenwelt, merkwürdige Lichtblitze oder dunkle Schatten, die an einem vorbeifliegen. Die Verzerrung von Proportionen kann auch lediglich innerhalb der Vorstellungskraft auftreten. Es ist dann unmöglich, sich etwas vorzustellen, ohne dass sich alles sofort verzerrt. Anhalten kann dieser Zustand Stunden, Tage, Wochen, Monate oder sogar Jahre und je länger er anhält, umso weniger nimmt man noch wahr, dass etwas nicht in Ordnung ist. Normalität ist eben sehr subjektiv.

Wenn sich der Zustand dann aber irgendwann plötzlich auflöst, fällt dies zwar sehr deutlich auf, es wird aber meist wieder auf die Gesundheit geschoben. Erst wenn ein häufigerer Wechsel zwischen Normalzustand und DrDp auftritt, werden viele Betroffene aufmerksam, da die Diskrepanz zwischen beiden Zuständen unglaublich hoch ist. Viele wagen es dann jedoch nicht, mit einem Arzt darüber zu sprechen, aus Angst, nicht ernst genommen zu werden. Leider sind die meisten Ärzte mit dieser Art von Symptomen auch tatsächlich überfordert.

• Selbstverletzendes Verhalten –Body-focused repetitive behaviors

Beim Ausdruck „selbstverletzendes Verhalten“ denken vermutlich viele Leser zunächst einmal an das klassische „Ritzen“, das von der Borderline-Persönlichkeitsstörung bekannt ist. Doch weder innerhalb dieser Störung noch im Zusammenhang mit anderen Traumafolgestörungen tritt Ritzen als tatsächlich prägnantes Symptom selbstverletzenden Verhaltens auf. Selbstverständlich kommt dieses Verhalten auch vor, jedoch weit seltener als andere Verhaltensweisen mit dem gleichen Ziel. Sich selbst zu verletzen, geschieht meist auf weniger dramatische und subtilere Art und Weise, hat jedoch in den allermeisten Fällen Hintergründe traumatischer Natur. Dabei kann es gleichzeitig ein Hinweis darauf sein, dass ein dissoziativer Zustand vorliegt, während dieses Verhalten auftritt, denn häufig handelt es sich bei solchen Verhaltensmustern um einen unbewussten Versuch, sich wieder zu spüren und der Dissoziation zu entkommen. Der eigentliche Klassiker selbstverletzenden Verhaltens sind die sogenannten „Body-focused repetitive behaviors", zu Deutsch „repetitive körperbezogene Verhaltensweisen“ oder kurz BfrBs. Diese Störungen gehören im ICD 11 zu den Zwangsstörungen und werden offiziell weder den Traumafolgestörungen noch dissoziativen Störungen zugeordnet. Dennoch können diese ein Hinweis auf den Versuch sein, eine dissoziative Episode zu beenden. Bevor ich diese These begründe, möchte ich jedoch zunächst darauf eingehen, worum es sich im Detail bei diesen Störungen handelt und welche Formen existieren.

- **Lippenbeißen, Zungenkauen und Wangenbeißen:** Zwanghaft auftretendes Verhalten, bei dem die Lippen, die Zungenränder und die Wangenschleimhaut gebissen und/oder gekaut werden
- **Nägelkauen (Onychophagie):** Die Finger- und/oder Zehennägel werden abgekaut, häufig bis aufs Blut.
- **Onychotillomanie:** Die Finger und/oder Zehennägel werden mit Werkzeugen (zum Beispiel Nagelschere, Nagelknipser) zwanghaft bearbeitet und dadurch erheblich geschädigt.
- **Dermatophagie (Hautessen):** Die Haut (vorwiegend an den Fingern, manchmal auch an den Füßen oder an Wundrändern, inklusive Schorf), wird abgekaut oder abgerissen und gegessen. Eine Unterform ist das „Skin Picking", bei dem die Haut zwanghaft gedrückt, gequetscht oder gezogen wird, häufig auch im Bereich von bereits existierenden Wunden.
- **Trichotillomanie und Trichophagie:** Zwanghaftes Ausreißen und Essen von Haaren
- **Trichotemnomanie:** Zwanghaftes Haareschneiden

Natürlich muss ich zunächst darauf hinweisen, dass sowohl Schwere als auch Häufigkeit des Auftretens solcher Verhaltensweisen einen ersten Hinweis darauf geben, ob es sich hier um mehr als nervöse Ticks handelt, insbesondere, wenn es um das Kauen von Fingernägeln geht. Fakt ist jedoch, dass sich diese Verhaltensweisen, besonders die Dermatophagie, bei enorm vielen Betroffenen von Traumafolgestörungen und dissoziativen Störungen beobachten lassen. Insbesondere, wenn Traumatisierungen in der Kindheit erfolgen, lässt sich diese Art von selbstschädigendem Verhalten feststellen, welches dann auch bereits im Kindes- oder Jugendalter auftritt und bis ins Erwachsenenalter beibehalten wird. Zwangsstörungen dieser Art sind bisher nur unzufriedenstellend erforscht, es existieren jedoch einige Studien, deren Ergebnisse den Verdacht auf einen Zusammenhang mit Traumafolgestörungen und Dissoziation nahelegen. Dazu muss ich betonen, dass ich keinerlei offizielle Quellen finden konnte, die diese Schlussfolgerung ziehen, sondern dass es sich vielmehr um meine eigene Theorie handelt, die auf Erfahrung, Beobachtung, Recherche und Analyse beruht.

Die Ergebnisse der wenigen Untersuchungen und Studien, die bisher zu dieser Thematik durchgeführt wurden, sowie der sich daraus ergebende Wissensstand ergeben meines Erachtens in ihrer Gesamtheit deutliche Hinweise darauf, dass eine traumabedingte, dissoziative Ursache bestehen könnte. So wird in Bezug auf die psychologischen Ursachen auf der Basis einiger Studien davon ausgegangen, dass es sich um den Versuch der Emotionsregulierung und des Abbaus von Anspannung handelt. Auf physiologischer Ebene haben MRTs Ergebnisse hervorgebracht, die auf hirnphysiologische Veränderungen hinweisen, wie sie auch im Falle einer dissoziativen Störung oder einer Traumatisierung auftreten. Dazu gehört unter anderem ein erhöhtes Volumen der weißen Hirnsubstanz in verschiedenen Bereichen des Gehirns – ein Phänomen, welches uns in einer Studie zum Thema DIS noch begegnen wird. Zu guter Letzt gibt es verstärkte Hinweise darauf, dass auch eine genetische Komponente besteht, da diese Störungen innerhalb von Familiensystemen gehäuft auftreten. Dies könnte ein Hinweis auf ein Bindungssystemtrauma sein. Sicher handelt es sich nicht in allen Fällen dieser Störungen um ein Symptom dissoziativer Zustände, doch ebenso sicher können BfrBs solche Zustände begleiten.

• Nicht erklärbare, inkonsistente Gesundheitszustände

Dieses Phänomen ist nicht nur ein Hinweis auf dissoziative Zustände, sondern stellt eher so etwas wie eine Red Flag dar, die mehr als deutlich auf eine DIS hinweist. Doch klären wir zunächst einmal, was unter diesem zugegeben recht vagen Begriff zu verstehen ist. Unter normalen Umständen kann man davon ausgehen, dass sowohl Allergien als auch chronische Erkrankungen einer gewissen Konsistenz unterliegen. Das bedeutet, wer allergisch gegen Zwiebeln ist, sollte dies normalerweise immer sein, oder wer Asthma hat, wird davon auch nicht einfach so wieder erlöst. Immerhin existiert für solche Unverträglichkeiten oder Erkrankungen im Normalfall auch eine nachweisbare Ursache, die nicht einfach so verschwindet. Genauso sollte die Wirksamkeit von Medikamenten relativ konstant sein. Was aber, wenn man an einem Tag hoch allergisch auf etwas reagiert und am nächsten wieder überhaupt nicht? Wenn man jahrelang das gleiche Medikament genommen und davon profitiert hat, dies aber von einem auf den anderen

Tag vollständig seine Wirkung verliert, nur um dann zwei Wochen später plötzlich wieder wie gewohnt zu helfen? Solche Phänomene sind medizinisch eigentlich nicht erklärbar, doch gerade aus diesem Grund sind sie ein deutlicher Hinweis auf eine DIS. Unterschiedliche Persönlichkeitsanteile verfügen tatsächlich über sehr unterschiedliche Eigenschaften, so kann der eine Anteil vollkommen gesund sein, ein anderer hat bestimmte Allergien, der nächste leidet unter Asthma, ist dafür aber nicht allergisch.

Wechseln diese Persönlichkeitsanteile sich in der Kontrolle über den Körper ab, kommt es dann zu genau diesem Phänomen. Dieses Beispiel zeigt deutlich auf, wie groß die Einflussnahme der Psyche auf den Körper tatsächlich ist. Deshalb ist es so wichtig, im medizinischen Zusammenhang die Psyche als Teil des Körpers und nicht als Seele aus einer spirituellen Perspektive zu begreifen. Gerade im Fall von Allergien, die mal auftreten und dann wieder nicht, sind solche Zustände jedoch nur schwer zu bemerken.

Wer allergisch gegen etwas ist, meidet das Allergen natürlich. Aus diesem Grund würde ein plötzliches Fehlen der Allergie nur dann bemerkt werden, wenn man dem Allergen zufällig ausgesetzt wird und nichts dagegen tun kann. Doch selbst wenn Betroffenen auffällt, dass ihre Allergien oder Krankheiten merkwürdig inkonsistent auftreten, ist es relativ unwahrscheinlich, dass dies weiter hinterfragt wird. Da man für ein solches Phänomen einfach keine rationale Erklärung finden kann und es medizinisch betrachtet eigentlich unmöglich ist, wird kaum jemand seinen Arzt darauf ansprechen. Selbst wenn dies jedoch stattfindet, ist es auch relativ fraglich, ob der Arzt daraus die richtigen Schlüsse ziehen würde.

• Absencen – „Mini-Aussetzer“

Auch dieses Anzeichen für Dissoziation fällt in die Kategorie „auffällig unauffällig“, da es leicht als allgemeine Zerstreutheit abgetan werden kann. Die sogenannten „Mini-Aussetzer“ können unterschiedlich stark in ihrer Ausprägung auftreten und auch bezüglich der Häufigkeit ihres Auftretens ist alles möglich. Je nachdem, wie häufig Betroffene dissoziieren, werden sie dieses Phänomen erleben, denn es handelt sich hier im Grunde um den Moment, in dem die Dissoziation geschieht. Abhängig von der Situation, in der man sich gerade befindet, können auch die bemerkbaren Auswirkungen variieren. Geschieht es zum Beispiel mitten in einem

Gespräch, wird der Kopf auf einen Schlag wie leer, man weiß plötzlich nicht mehr, was man sagen wollte, auch wenn man den aktuellen Satz noch nicht beendet hatte. Dann tritt eine Art Starre ein, in der man versucht, den geistigen Faden wiederzufinden und die Kontrolle zurückzuerlangen. Das Sprechen funktioniert für kurze Zeit einfach nicht, versucht man es dennoch, verhaspelt man sich meist stark oder spricht nur sehr langsam, mit langen Pausen nach jedem Wort.

Geschieht die Dissoziation, während man unterwegs ist und läuft oder Auto fährt, kann es sogar gefährlich werden. Was nämlich in jeder Situation auftritt, ist das Gefühl, dass der Kopf plötzlich wie leergesogen wird. Dadurch verliert man auch für einen Augenblick die Orientierung sowie die Kontrolle über den Körper. Besonders im Laufen kann das dazu führen, dass man plötzlich einfach hinfällt oder gegen ein eigentlich offensichtliches Hindernis läuft. Beim Autofahren kommt es so zu Unfällen durch Unachtsamkeit, an der man jedoch im Grunde unschuldig war, da man eben gerade dissoziiert ist. Es existiert jedoch eine Form der Epilepsie, die sogenannte Absencen-Epilepsie, die mit der gleichen Symptomatik daherkommt und deshalb häufig verwechselt wird. Wer unter dieser Form der Epilepsie leidet, hat sie jedoch bereits seit dem Kindesalter, treten Absencen im Erwachsenenalter erstmalig auf, ist eine epileptische Erkrankung mehr als unwahrscheinlich.

DISSOZIATIVE STÖRUNGEN IM ICD 11

Auch wenn sich dissoziative Störungen im Grunde als Traumafolgestörungen klassifizieren lassen, werden diese im ICD 11 als eigener Bereich dargestellt. Dennoch hat sich durch die Einführung des neuen ICD für Betroffene von Traumafolgestörungen ein großer Vorteil ergeben, denn die Dissoziative Identitätsstörung wird nun endlich als eigenes Störungsbild anerkannt. Doch existiert noch eine weitere, große Vielzahl an dissoziativen Störungen, die als eigenes Krankheitsbild eingestuft werden und nicht Teil einer DIS sind. An dieser Stelle möchte ich lediglich kurz zusammenfassen, welche Änderungen in der Diagnostik sich durch die Einführung des ICD 11 ergeben haben. Dissoziative Störungen im ICD 10 wurden unter anderem auch als Konversionsstörungen bezeichnet, was nichts anderes bedeutet als das Fehlen einer körperlichen Ursache für die auftretenden Symptome. Die dissoziative Identitätsstörung wurde lediglich unter dem Punkt „Sonstige" genannt und nicht weiter definiert, was die Diagnostik dieser speziellen Störung für Mediziner so gut wie unmöglich gemacht hat.

Im ICD 11 sind die dissoziativen Störungen nun übersichtlich nach Gruppen kategorisiert, der Begriff Konversion fällt vollständig weg und mit der DIS und der partiellen DIS sind zwei neue Erkrankungen ausführlich definiert. Somit ist ein erster Schritt getan, Medizinern die Diagnose einer DIS zumindest zu ermöglichen und etwas zu erleichtern. Mit der DIS und der partiellen DIS beschäftigen wir uns intensiv im folgenden Kapitel, vorab möchte ich noch einen Überblick über andere Formen dissoziativer Störungen nach dem ICD 11 geben. Die Grundvoraussetzung zur Erfüllung einer oder mehrerer der folgenden Diagnosen besteht selbstverständlich darin, dass keinerlei physiologische Ursachen für die auftretenden Symptome nachweisbar sind. Sämtliche der nun folgenden Störungen sollten meiner Ansicht nach jedoch eher als Komplex denn als Einzeldiagnosen betrachtet werden, denn meist treten mehrere gleichzeitig auf.

Dissoziativ-neurologische Symptomstörungen (6B60)

Unter diesem Punkt werden alle Störungen zusammengefasst, die mit neurologischen Beeinträchtigungen einhergehen. Dabei stellt jede einzelne dieser Störungen eine eigene Diagnose dar und wird durch einen eigenen Unterpunkt gekennzeichnet:

- **6B60.0:** Visuelle Beeinträchtigungen und Verzerrungen, Tunnelblick, Halluzinationen, Blindheit
- **6B60.1:** Akustische Halluzinationen und Beeinträchtigungen, Hörverlust, dissoziatives Stimmenhören
- **6B60.2:** Schwindel oder Benommenheit
- **6B60.3:** Sämtliche Beeinträchtigungen, die im Zusammenhang mit der Sinneswahrnehmung stehen, zum Beispiel Brennen, Schmerzen, Kribbeln, Anspannung und Taubheitsgefühle.
- **6B60.4:** Nicht epileptische Krampfanfälle
- **6B60.5:** Dysarthrie (Beeinträchtigung der Sprachfähigkeit)
- **6B60.6:** Parese (Lähmungen) oder Schwäche
- **6B60.7:** Beeinträchtigung in der Koordination von Muskelbewegungen beim Laufen (Ataxie)
- **6B60.8:** Störungen und Beeinträchtigungen der Bewegungsabläufe, zum Beispiel Chorea, Myoklonus, Tremor, Dystonie, Gesichtsspasmen, Parkinsonismus, Dyskinesien
- **6B60.9:** Kognitive Beeinträchtigungen

Dissoziative Amnesie (6B61)

Die dissoziative Amnesie fasst sämtliche Symptome zusammen, die mit Erinnerungsstörungen einhergehen, unabhängig davon, ob diese autobiographischer Natur oder traumabezogen sind.

Dissoziative Identitätsstörung (6B64) & Partielle dissoziative Identitätsstörung (6B65)

Mit diesen Diagnosen setzen wir uns im folgenden Kapitel ausführlich auseinander.

Die Dissoziative Identitätsstörung

Mit ihrer offiziellen Aufnahme in den ICD 11 wird die DIS nun als eigenständige Diagnose aufgeführt und damit endlich offiziell anerkannt. Dennoch ist sich die Expertenwelt hier nach wie vor uneinig und spaltet sich in zwei Lager auf: die Anhänger des Trauma-Modells und die Anhänger des sozio-kognitiven Modells. Das Trauma-Modell geht von einer echten Störung aus, bedingt durch eine komplexe Traumatisierung oder eine Bindungsstörung, die im Grunde einer komplexen Traumatisierung gleichkommt. Beim sozio-kognitiven Modell wird Dissoziation jedoch erklärt durch eine hohe Fantasiebegabung und Suggestibilität der Betroffenen sowie durch bewusstes Vortäuschen. Doch wie kommt es, dass selbst Menschen mit medizinischer Ausbildung Zweifel an der Echtheit einer Erkrankung, bzw. Störung haben? Im Falle der DIS lässt sich dies leicht erklären, denn von außen betrachtet ist diese Störung nur schwer nachvollziehbar.

Wir sind in unserer Gesellschaft darauf konditioniert, uns selbst als eine Person wahrzunehmen, mit einem stabilen Ich-Gefühl. Betroffene einer DIS, die bereits länger in Therapie sind, haben gelernt, mit ihren Innen-Personen zu kommunizieren und zum Teil auch bewusst zu wechseln. Treten dann andere Persönlichkeitsanteile offensichtlich in den Vordergrund, kann das auf Außenstehende sehr verstörend wirken. Das Thema Identität muss hier grundsätzlich neu definiert werden, wovor viele Menschen unbewusst zurückschrecken. Immerhin wird dadurch auch das eigene Identitätsgefühl gewissermaßen in Frage gestellt. Es ist weit einfacher, zu glauben, Betroffene simulieren diese Spaltung lediglich, ohne sich dessen bewusst zu sein. Häufig wird dann Therapeuten unterstellt, ihren Patienten eine dissoziative Störung lediglich zu suggerieren, die diese Störung dann (un)bewusst vortäuschen. Therapeuten und Ärzte, die Anhänger dieses Modells sind, glauben wiederum, die Patienten würden bewusst oder unbewusst die Symptome vortäuschen, um Aufmerksamkeit zu erlangen. Somit steht diese Störung trotz offizieller Anerkennung immer noch in einem sehr zwiespältigen Licht da.

Inzwischen ergeben jedoch auch neueste Studien, zu denen wir im Laufe des Kapitels noch kommen werden, tatsächliche Beweise für die Existenz dieser Störung. Deshalb besteht die berechtigte Hoffnung darauf, dass die bisherigen Anhänger des sozio-kognitiven Modells die DIS ebenfalls mit der Zeit anerkennen werden. Für Betroffene wäre dies ein Meilenstein, da ihnen dann bei der Suche nach Hilfe weit weniger Probleme entstehen würden. Der erste Schritt in diese Richtung wurde nun definitiv durch das Inkrafttreten des ICD 11 getan, der die Störung nicht nur aufführt und exakt definiert, sondern auch in zwei unterschiedliche Formen oder Schweregrade einteilt: die partielle DIS und die DIS. Dabei ist die partielle DIS als etwas weniger stark oder schwer ausgeprägte DIS zu verstehen. Durch diese klare Definition dürfte die bisherige Verwirrung bezüglich dieser Störung sich nun auch endlich lichten. Im ICD 10 existierte diese nämlich im Grunde genommen zweimal. Unter dem Punkt „F44.8 Sonstige dissoziative Störungen [Konversionsstörungen]“ waren zwei unterschiedliche Diagnosen aufgeführt:

1. F44.81 Multiple Persönlichkeit(sstörung)
2. F44.9 Dissoziative Störung [Konversionsstörung], nicht näher bezeichnet

Hier wird deutlich, wie diffus die Dissoziative Identitätsstörung bisher war, denn beide Diagnosen wurden im ICD 11 zusammengefasst zur Dissoziativen Identitätsstörung, bzw. zur Partiellen Dissoziativen Identitätsstörung. Dies bedeutet nun jedoch nicht, dass die multiple Persönlichkeitsstörung mit einer DIS und die dissoziative Störung mit einer Partiellen DIS gleichzusetzen ist. Vielmehr wurden die bisherigen, unklaren Diagnosepunkte komplett neu überarbeitet und an neueste wissenschaftliche Erkenntnisse angepasst. Somit ließe sich die Multiple Persönlichkeitsstörung eher als alte, ICD 10 konforme Bezeichnung für die (p)DIS darstellen.

Für beide Diagnosen besteht eine Grundsymptomatik, die sich durch mindestens zwei oder mehr verschiedene Persönlichkeitszustände ausdrückt. Das Erleben und Empfinden der eigenen Persönlichkeit sowie der eigenen Wirksamkeit variieren je nach Persönlichkeitszustand deutlich. Um dies verständlich zu machen, sollten wir uns zunächst eingehender mit den sogenannten Persönlichkeitszuständen befassen. Zum klassischen Bild einer DIS gehören die unterschiedlichen Persönlichkeitsanteile, die abwechselnd aktiv oder passiv sind. Hierbei handelt es sich nicht um tatsächliche Persönlichkeiten, sondern eher um neurologische Zustände. Deshalb werden diese scheinbaren Persönlichkeitsanteile in der Psychologie als Persönlichkeitszustände bezeichnet und zunächst in zwei Kategorien eingeteilt: die emotionalen Persönlichkeitsanteile – EPs – und die anscheinend normalen oder alltäglichen Persönlichkeitsanteile – ANPs. Dabei stellen die ANPs die Anteile der Persönlichkeit dar, die im Alltag die Kontrolle haben und dafür sorgen, dass möglichst wenig emotionale Beeinträchtigungen entstehen. Dies gelingt ihnen, da sie von dem Trauma dissoziiert sind, also in der Regel keine Erinnerung daran haben oder emotional davon dissoziiert sind. Sie erfüllen eine kontrollierende, schützende und, falls nötig, emotionsunterdrückende Funktion und befinden sich meist in einem Zustand der Depersonalisierung.

Die EPs hingegen sind hochgradig mit dem Trauma assoziiert, werden sie aktiviert, identifizieren sich Betroffene als Opfer, fühlen sich hilflos und werden von Emotionen überflutet. Dieser Hauptunterschied, also das Empfinden oder Unterdrücken von Emotionen, sorgt dafür, dass die Selbstwahrnehmung von Betroffenen stark variiert, je nachdem, welcher Persönlichkeitszustand gerade aktiv ist. Ausgelöst werden die Wechsel zwischen den Persönlichkeitszuständen vor allem durch zwei Faktoren: Stress oder übermäßige Belastung sowie Triggerreize, die an das Trauma erinnern. Besonders die Triggerreize führen häufig dazu, dass ein EP „nach vorne kommt“, also die Kontrolle übernimmt. Da solche Wechsel, je nach Patient, in stark unterschiedlichen Intervallen auftreten können, wird hier noch unterschieden zwischen schnellen und langsamen Wechseln. Von schnellen Wechseln spricht man, wenn diese mehrfach täglich auftreten, langsame Wechsel treten in einem Intervall von einem oder mehreren Tagen auf. Gleichzeitig können bei der DIS auch Amnesien bezüglich dieser Wechsel stattfinden, die unterschiedlich stark ausgeprägt sind. Es kann vorkommen, dass der ANP den Wechsel nicht bewusst miterlebt und somit auch hinterher nicht erinnern kann. Genauso ist auch eine verschwommene Teilerinnerung möglich. Hier wird unterschieden zwischen teil- oder volldissoziiertem Handeln und dieser Punkt führt zur Unterscheidung zwischen DIS und partieller DIS.

Finden die Wechsel teildissoziiert statt, tritt keine vollständige Amnesie auf und der Betroffene kann sich zumindest verschwommen erinnern, was während des Wechsels stattfand. In diesem Fall handelt es sich um eine partielle DIS. Tritt jedoch eine vollständige Amnesie durch den Wechsel auf, bezeichnet man dies als volldissoziiertes Handeln, was der Diagnose DIS entspricht. Es ist jedoch auch möglich, dass sowohl teil- als auch volldissoziierte Wechsel stattfinden, diese Ausprägung würde dennoch als DIS diagnostiziert werden, da Amnesien zumindest vorkommen. Der Verlust der exekutiven Kontrolle findet im Übrigen unabhängig davon statt, ob eine Amnesie auftritt oder nicht, und stellt somit einen festen Bestandteil sowohl der partiellen DIS als auch der DIS dar. Findet ein solcher Wechsel zwischen Persönlichkeitsanteilen statt, wird dieser häufig begleitet durch selbstverletzendes Verhalten. Wie bereits in Bezug auf dissoziative Zustände angedeutet, kann dies den Versuch darstellen, Spannung abzubauen und damit wieder einen geordneten Persönlichkeitszustand herzustellen. Patienten mit partieller DIS, die lediglich teildissoziieren, leiden anschließend meist unter starken Gefühlen der Scham und sind nicht oder kaum in der Lage, darüber zu sprechen. Dies begründet sich darin, dass sie den Wechsel bewusst miterlebt, die exekutive Kontrolle jedoch verloren haben.

Eine weitere Form der Unterscheidung bezüglich der Art der DIS finden wir in der offenen und verdeckten DIS. Achtung, hierbei handelt es sich nicht um offizielle, medizinische Fachausdrücke, die im ICD zu finden sind. Vielmehr sind diese Bezeichnungen vermutlich zum Zwecke der besseren Unterscheidbarkeit im Therapiejargon entstanden. Die offene Form der DIS ist extrem selten und bezeichnet ein DIS-System, bei dem die Wechsel für Außenstehende sichtbar stattfinden. Das Verhalten, die Stimmlage, die Art und Weise, sich auszudrücken und/oder zu kleiden, variieren dann je nach Alter-Ego deutlich und auffällig. Das bedeutet im Umkehrschluss jedoch nicht zwangsläufig, dass die betroffene Person dies auch mitbekommt, denn Selbsttäuschung und Verleugnen der Symptome sowie Amnesien gehören nun einmal zum Störungsbild. Gleichzeitig darf man die offene DIS auch nicht verwechseln mit jenen Betroffenen, die auf YouTube mit eigenen DIS-Kanälen zu finden sind und dort auch ihre inneren Persönlichkeiten „herauslassen". Im Laufe der Psychotherapie lernen DIS-Patienten, mit ihren Innen-Personen in Kontakt zu treten, zu kommunizieren und gewissermaßen zu verhandeln. Dies soll zu einem besseren Verständnis des eigenen Systems und mehr Kontrolle über die Wechsel führen. Damit lernen diese Patienten auch, die Wechsel bewusst herbeizuführen, sollte es notwendig sein, wodurch diese offensichtlicher werden. Dennoch ist dies keine offene DIS, denn in diese „Kategorie" fallen nur jene Betroffene, deren System schon vor der Diagnosestellung deutlich sichtbar für die Außenwelt agiert.

In den allermeisten Fällen handelt es sich bei der DIS nämlich um die verdeckte Form, was auch weit mehr Sinn ergibt. Immerhin ist die Fragmentierung der Persönlichkeit als Anpassungsleistung des Gehirns an besonders schwierige Umstände zu verstehen, die bereits in der frühen Kindheit begann. Diese Anpassung dient einzig und allein dem Schutz und Überleben des Individuums, weshalb DIS-Systeme im Normalfall extrem bemüht sind, unentdeckt zu bleiben. Dies gilt nicht nur für die Außenwelt, sondern auch und vor allem für die „Gastgeber-Persönlichkeit", den sogenannten Host. Menschen, die von einer DIS betroffen sind, wissen es in der Regel nicht, zumindest nicht bis zur Diagnose. Die DIS verbirgt sich selbst, und zwar nicht nur durch Amnesien. Eine Amnesie kann immer auch einmal aufgedeckt werden und Fragen aufwerfen, darüber hinaus treten Amnesien ja auch nicht immer auf. Wenn Betroffene jedoch mit der Nase darauf gestoßen werden, dass etwas nicht stimmt, lenken sie entweder ihre Aufmerksamkeit so schnell wie möglich auf etwas anderes oder sie leugnen es einfach. Das geschieht im Grunde halbbewusst und aus eigener Erfahrung kann ich sagen, dass man in solchen Momenten eine Art Ahnung hat: Die Ahnung, dass man die Erklärung nicht wissen will, weil man damit nicht umgehen könnte. Besonders im Fall der DIS handelt es sich letztendlich um eine „Erkrankung", die das eigene Leben massiv beeinflusst und beeinträchtigt und die zudem noch mit gesellschaftlichen Stigmata verbunden ist. Betroffene benötigen meist mindestens ein Jahr, bis sie sich mit der Diagnose einigermaßen arrangiert haben.

Neben der Thematik sich abwechselnder Persönlichkeitszustände gibt es noch eine Reihe anderer Symptomatiken, die gegeben sein müssen, um sicher eine (partielle) DIS diagnostizieren zu können. Da die Wechsel von Persönlichkeitszuständen häufig sowohl für Außenstehende als auch für die Betroffenen unentdeckt bleiben, stellt dieser spezielle Mix aus Symptomen den wohl besten Anhaltspunkt dar, dass es sich um eine DIS handeln könnte. Das bedeutet, erfüllt ein Patient das Vorhandensein aller folgenden Symptome, seine Diagnose ist jedoch noch unklar, sollten Ärzte in Richtung einer DIS weiter untersuchen.

- Es finden schwerwiegende selbstverletzende Verhaltensweisen statt. Hier muss vor allem abgeklärt werden, ob die Ausführung dieser Verhaltensweisen im Zusammenhang mit Dissoziation auftritt.
- Es besteht eine chronische Suizidalität, der Patient hat bereits wiederholte Suizidversuche hinter sich und denkt regelmäßig darüber nach, nicht mehr leben zu wollen.
- Im Leben des Patienten kam es wiederholt zu einer großen Anzahl an Gewalterfahrungen, weshalb er vielfach retraumatisiert wurde. Die Wahrscheinlichkeit, dass die Gewalterfahrungen bis in die Gegenwart bestehen, ist relativ hoch.
- Der Patient erfüllt sowohl die Kriterien einer komplexen posttraumatischen Belastungsstörung als auch die des Borderline-Musters[16].
- Es sind dissoziativ-neurologische Symptomstörungen nach ICD 11, 6B60 vorhanden.
- Weitere, bereits diagnostizierte psychologische Erkrankungen sprechen kaum auf die Behandlung an.
- Eine Traumatherapie führt zu einer Verschlechterung des Allgemeinzustands und der Symptomatik.

[16] **Borderline-Muster:** Die neue Bezeichnung der Borderline-Persönlichkeitsstörung im ICD 11

DAS DIS-SYSTEM UND DIE INNERE WELT: ENTSTEHUNG, STRUKTUREN UND FUNKTIONALITÄT

Nachdem wir die DIS nun aus rein medizinischer und symptomatischer Sicht betrachtet haben, wird es Zeit, sich mit dem sogenannten DIS-System vertraut zu machen. Manch einer mag diesen Begriff bereits kennen, da viele Betroffene sich selbst als System bezeichnen. Das DIS-System bezeichnet zunächst einmal die **Gesamtheit der Persönlichkeitszustände**, die in einem Betroffenen existieren. Gleichzeitig beschreibt es die Arten und Aufgaben der Persönlichkeiten sowie ihre Beziehungen untereinander, außerdem formt sich aus diesem System die innere Welt eines Betroffenen.

DIS-Systeme sind sehr komplex und für psychisch gesunde Menschen kaum greifbar. Deshalb möchte ich zunächst einmal erklären, wie es zur Entstehung eines solchen Systems kommt und damit natürlich auch zur DIS. Vorab sei gesagt, dass die Entstehung der DIS von Seiten der Forschung noch nicht abschließend geklärt ist. Es wird jedoch davon ausgegangen, dass es ganz bestimmte Umstände benötigt, damit eine DIS entstehen kann. Damit kommen wir zu einem Punkt, den ich im Vorfeld bereits angesprochen habe: Es benötigt schwere, wiederholte Traumatisierungen in einem sehr jungen Alter.

Da sich die Kernpersönlichkeit eines Kindes ungefähr im Alter zwischen zwei und sechs Jahren formt, stehen wiederholte Traumatisierungen innerhalb dieser Zeitspanne am stärksten als Auslöser für die DIS unter Verdacht. Zu den häufigsten Vorgeschichten von DIS-Betroffenen gehören lang andauernder, sexueller Missbrauch in der frühen Kindheit sowie wiederholte Gewalterfahrungen im Kontext organisierter oder ritueller Gewalt. Dazu gehören vor allem Erfahrungen mit Sekten oder im Rahmen der organisierten Kinderpornographie. DIS beginnt also mit einem Kind, dessen Gehirn und Persönlichkeit noch nicht vollständig entwickelt sind, welches aber wiederholt mit lebensbedrohlichen Ereignissen konfrontiert wird, die es (noch) gar nicht verarbeiten kann. Man kann davon ausgehen, dass diese Ereignisse vom Gehirn „abgespalten" und somit verdrängt werden, damit das Überleben und das Funktionieren im Alltag gesichert sind.

Wir haben bereits festgestellt, dass sich Gehirne, die noch nicht vollständig ausgebildet sind, unter dem Einfluss von Trauma anders entwickeln, als sie es normalerweise tun würden. Das Trauma hinterlässt sozusagen dauerhafte Spuren im Gehirn und der Gehirnchemie. Das führt vor allem zu einer dauerhaft erhöhten Ausschüttung von Stresshormonen.

Doch auch die Bildung neuronaler Netzwerke[17] wird erheblich beeinflusst. Indem das Gehirn sämtliche Erfahrungen, Erinnerungen und Fähigkeiten in neuronalen Netzen speichert, entsteht so im Laufe der Entwicklung eines Menschen eine Persönlichkeitsstruktur. Diese besteht aus der Gesamtheit aller neuronalen Netze, die alle miteinander verknüpft sind und untereinander kommunizieren können. Anders ausgedrückt entsteht die Persönlichkeit eines Menschen somit aus der Summe seiner Erfahrungen. Da Menschen ihr ganzes Leben hindurch Erfahrungen machen, gilt dies natürlich nur bis zum Alter von maximal neun Jahren, danach besteht eine stabile Kernpersönlichkeit. Diese kann sich zwar nach wie vor verändern und weiterentwickeln, wird aber nie ihre „Ganzheit" verlieren, auch nicht durch traumatische Einflüsse. So entsteht für den Menschen auch ein stabiles Bild des eigenen Ichs. Kommt es jedoch während der Entwicklungsphase zu einer Traumatisierung, entsteht dadurch ein eigenes, neues Netzwerk. Dieses neue Netzwerk enthält aber nun „Daten", die weder emotional noch mental verarbeitet werden konnten, weshalb es vom Gehirn nur bedingt mit den anderen Netzwerken verknüpft wird. Stattdessen erhält es einige wenige, priorisierte Verknüpfungen, die durch bestimmte Reize (Trigger) automatisch angesteuert werden.

Ich verwende gerne eine Metapher, um diese neuronalen Netze und ihre Funktionalität im Gehirn zu verdeutlichen. Innerhalb dieser Metapher ist der Mensch eine eigene, vollständige Welt. Die neuronalen Netzwerke in seinem Gehirn entsprechen den Städten, die in dieser Welt existieren und die untereinander mit Autobahnen, Straßen und Feldwegen verknüpft sind. In einem gesunden Menschen sind all diese Städte durch ein Netzwerk aus Straßen miteinander verbunden und es findet ein ständiger Informationsaustausch untereinander statt. All diese Städte bilden gemeinsam das „Ich", also die Persönlichkeit des

---

17 **Neuronale Netzwerke:** Ein Netzwerk aus Nervenzellen im Gehirn. Fähigkeiten, Erfahrungen und Erinnerungen, Bewertungen und Glaubenssätze werden vom Gehirn in einzelnen, neuronalen Netzwerken „gespeichert".

Menschen, die sein Denken, Handeln und Fühlen bestimmt. „Regiert“ werden Sie jedoch von der Hauptstadt aus, die den Netzwerken im präfrontalen Cortex des Gehirns entspricht. Dies ist der bewusste Teil unseres Gehirns, in dem alles bewertet und zusammen mit dem Hippocampus zu Entscheidungen geführt wird. Jede Stadt verfügt über eigene Inhalte, mal sind es Fähigkeiten, mal Erinnerungen oder Glaubenssätze, mal Gefühle oder wichtige Informationen. Je wichtiger die Inhalte einer Stadt, desto stärker ist auch die Verbindung der anderen Städte zu ihr ausgebaut. So sind Städte mit wichtigen Fähigkeiten oder Informationen durch eine fünfspurige Autobahn mit dem Gesamtnetzwerk und damit der „Regierung“ verbunden. Weniger wichtige Städte verfügen vielleicht nur über eine Landstraße als Verbindung und ganz unwichtige haben lediglich einen Feldweg. Grundsätzlich gilt, je häufiger die Information einer Stadt benötigt werden, desto stärker ist die Verbindung zu ihr ausgebaut.

Neben der „offiziellen Regierung“, die sich im präfrontalen Cortex und dem Hippocampus befindet, existiert jedoch noch eine Art „Notfallregierung“, die im limbischen System sitzt. Sobald der Stress-Modus aktiviert ist, übernimmt diese Notfallregierung die Kontrolle über das gesamte System und setzt die Entscheidungen der „offiziellen Regierung“ außer Kraft. In diesem Modus werden dann auch keine Straßen gebaut oder verstärkt. Stellen wir uns nun einmal diese „Welt“ als die eines Kindes vor, in der noch nicht viele Städte und Straßen existieren. Dadurch besteht noch keine fest geformte Persönlichkeit und es gibt noch nicht ausreichend Ressourcen, auf die das „Ich“ des Kindes, also die „offizielle Regierung“, im Falle von Krisen oder Problemen zurückgreifen kann. Der Notfallmodus wird also umso schneller aktiviert und die Erfahrung, die zu diesem Modus geführt hat, wird nun zu einer neuen Stadt in der Welt dieses Kindes. Sie wird jedoch nicht wie im Normalfall mit den anderen Städten und der offiziellen Regierung vernetzt, sondern erhält stattdessen eine Direktverbindung zur Notfallregierung, also zum limbischen System. Sollte diese Stadt in der Zukunft einmal durch bestimmte Reize aktiviert werden, wird nun sofort der Notfallmodus ausgelöst, da es nur diese Verbindung gibt. Um das noch verständlicher zu machen, muss man sich klarmachen, dass diese Stadt so etwas wie das Äquivalent der traumatischen Erfahrung ist.

Dort sind nicht nur sämtliche Ereignisse und Wahrnehmungen innerhalb dieses Erlebnisses gespeichert, sondern auch alles, was das Kind währenddessen gefühlt und gedacht hat. Diese Stadt repräsentiert somit die komplette Persönlichkeit des Kindes sowie seine Welt zum Zeitpunkt des Traumas. Man kann sie sich als eine Art Fotografie der Persönlichkeit zum Zeitpunkt des Traumas vorstellen. Das führt dann auch dazu, dass das Kind sich durch jede Aktivierung dieser Stadt wieder genauso fühlt und wahrnimmt, wie zu diesem in der Zeit eingefrorenen Erlebnis. Je älter das Kind wird, desto mehr wird diese Form der Selbstwahrnehmung von der alltäglichen Wahrnehmung abweichen und wie eine eigene Persönlichkeit erscheinen. Kommt es nun zu wiederholten Traumatisierungen, entstehen weit mehr dieser „autonomen" Städte als normale, die miteinander und dem Bewusstsein vernetzt sind. Gleichzeitig existieren so auch immer mehr Reize, durch die diese Städte aktiviert werden können.

Auf diese Art kann sich kein gesundes und stabiles Bild der Persönlichkeit formen, da sich im Grunde keine solche entwickeln konnte. Stattdessen existieren „Persönlichkeitssplitter", Fragmente mit unterschiedlichen, bedrohlichen Erfahrungen. Damit ein Funktionieren des gesamten Systems durch diese Defragmentierung der Persönlichkeitsstruktur nicht vollkommen unmöglich wird, bilden sich mit der Zeit dominante Städte heraus, die zu den stabileren Anteilen des Ichs werden. Solange keine akute Gefahr droht, empfindet der Mensch diese stabileren Städte als seine bewusste Persönlichkeit, wird das System jedoch aus irgendeinem Grund in den Notfallmodus versetzt, übernimmt eine der isolierten Städte die Kontrolle.

Die psychologischen Persönlichkeitszustände innerhalb einer DIS, die von Betroffenen als eigenständige Persönlichkeiten wahrgenommen werden, kann man somit eher als isolierte Persönlichkeitsanteile aus der Vergangenheit betrachten. Es handelt sich um nicht in das System integrierte Erfahrungen, die triggerbedingt isoliert angesprochen werden, weshalb ein Kontrollverlust der „alltäglichen" Persönlichkeit eintritt. Um das Ganze wieder in die medizinische Sprache zu übersetzen, handelt es sich bei den isolierten Städten um die EPs, die emotionalen Persönlichkeitsanteile. Diese EPs existieren zudem in zwei unterschiedlichen Varianten: die fragilen EPs, die in der Opferperspektive verharren, und die kontrollierenden EPs, die eher der Täterperspektive zuzuordnen sind. Die bewussten Anteile, also die ANPs, die im Alltag die Kontrolle haben, bilden sich aus den Städten, die besser miteinander und vor allem dem präfrontalen Kortex vernetzt sind. Zusätzlich zu diesen „eingefrorenen Persönlichkeitszuständen", die als EPs auftreten, kann es im

Laufe der Zeit aber auch zur Entstehung neuer EPs und ANPs kommen, die mit keinem der aufgetretenen Traumata in Verbindung stehen. Vermutlich handelt es sich dabei um Anteile, die aus der Notwendigkeit heraus entstehen. Diese Anteile repräsentieren dann häufig bestimmte Fähigkeiten, die zur Alltagsbewältigung benötigt, vom ANP jedoch nicht beherrscht werden. Genauso gut können solche neuen Anteile bestimmte Bedürfnisse repräsentieren, die von den ANPs zu stark unterdrückt werden. In unserer Metapher könnte es sich dabei um eigentlich normale, also nicht trauma-assoziierte Städte handeln, die aufgrund der vielfältigen Störung in der Entwicklung ebenfalls nur bedingt vernetzt sind.

All diese Persönlichkeitsanteile, die so im Laufe des Lebens entstehen, werden zu einem festen Bestandteil der Gesamtpersönlichkeit des Menschen und bilden sein DIS-System. Jeder Anteil hat eigene Aufgaben, die es im System zu erfüllen gibt, eigene Vorlieben und Abneigungen, Interessen und Hobbys. Das Alter der einzelnen Persönlichkeitsanteile kann genauso stark variieren wie Geschlecht, ethnische Herkunft, gesprochene und verstandene Sprachen, Erkrankungen und Allergien. Meist existieren mehrere kindliche Anteile sowie verschiedene im Jugendlichen- und Erwachsenenalter. Diese Anteile können altern, müssen es aber nicht bzw. tun es nicht immer. Ein Anteil hat möglicherweise eine starke Sehschwäche und benötigt nachgewiesen eine Brille, während ein anderer Anteil im gleichen System eine Sehschärfe von 95 % hat und keine Brille benötigt. Hierbei handelt es sich um eines der „faszinierendsten“ Symptome einer DIS, die medizinisch nicht erklärbare Tatsache inkonsistenter Gesundheitszustände.

(DIS)SOZIATIONS-AUSLÖSER

Nachdem nun ein Grundverständnis über Art und Vorgang der Dissoziation besteht, ist es an der Zeit, sich mit den Dingen zu befassen, die dissoziative Zustände auslösen. Grundsätzlich trifft das Folgende auf sämtliche Arten von Dissoziation zu, ist somit also nicht DIS-spezifisch zu verstehen. Dennoch möchte ich hier besonders auf Dissoziation im Kontext der DIS eingehen, da sich hier noch einige Besonderheiten ergeben. Bezüglich der Auslöser von Dissoziation spricht man von Triggern, um all jenes zusammenzufassen, was in den Bereich des Möglichen fällt. Trigger sind grundsätzlich einfach Reize aus der Außenwelt, die ein Trauma aktivieren, deshalb können Trigger nicht nur Dissoziation auslösen, sondern auch Flashbacks oder sogar beides gleichzeitig. Neben Triggern können aber auch bestimmte Umstände, die nichts mit dem Trauma zu tun haben, einen dissoziativen Zustand auslösen. Im Falle von Dissoziation müssen Betroffene deshalb nicht nur auf Trigger achten, sondern im Grunde auf alles, wenn sie versuchen, möglichst selten die Kontrolle zu verlieren. Für Menschen mit Traumafolgestörungen (unabhängig vom Schweregrad), ist das Leben um einiges komplizierter und anstrengender, diese Tatsache sollte inzwischen deutlich geworden sein. Müssen diese Menschen nun auch noch unter Bedingungen leben, die selbst für gesunde Personen eine Belastung darstellen würden, erschwert sich das Funktionieren für sie noch mehr. Je länger ein solcher Zustand anhält, desto mehr stellen sich Gefühle von Überforderung und Ohnmacht ein und genau diese Gefühle sind es, die letztlich den Ausschlag geben.

Denn Überforderung und Ohnmacht sind immer auch mit traumatischen Erinnerungen verbunden, wodurch die Trauma-Anteile aktiviert werden und die Kontrolle übernehmen. Ein möglichst stabiles, geregeltes und gesundes Leben anzustreben, gehört somit zu den wichtigsten Zielen für Betroffene einer dissoziativen Störung. Doch kann und wird das Erreichen dieses Ziels zunächst zu einer erheblichen Verschlechterung der Symptomatik führen. Dies mag paradox erscheinen, lässt sich jedoch einfach erklären: Abgespaltene Anteile entstehen aus der Notwendigkeit heraus, zu überleben und zu funktionieren. Diese Anteile enthalten Informationen, die nicht verarbeitet werden können, deshalb werden sie für das Bewusstsein unzugänglich gemacht, um den „laufenden Betrieb nicht zu stören".

Geht es einem Menschen mit vielen Abspaltungen jedoch plötzlich besser und seine Umstände sowie Gesundheit stabilisieren sich, entsteht plötzlich auch Raum zur Verarbeitung und damit Integration der Abspaltungen. Das führt dann dazu, dass plötzlich eine regelrechte Flut an Erinnerungen und Erkenntnissen ausgelöst werden kann, traumatische Erfahrungen gelangen wieder ins Bewusstsein und DIS-Systeme brechen so weit zusammen, dass sie von außen erkennbar werden. Hieraus erklärt sich auch die Tatsache, dass eine Traumatherapie zunächst zu einer Verschlimmerung der Symptome führen kann.

So etwas zu erleben, ist für Betroffene mit Sicherheit schrecklich, dennoch ist es ein wichtiger Schritt auf dem Weg zur Heilung und Integration, denn so wird deutlich, dass beides das ganze Leben hindurch möglich ist. Theoretisch könnten deshalb auch Betroffene existieren, die einmal eine DIS hatten, davon nichts wussten und durch für sie perfekte Lebensumstände in späteren Jahren geheilt wurden. Dennoch dürften solche Fälle extrem selten sein, denn die Integration einer dissoziierten Persönlichkeitsstruktur benötigt neben passenden Lebensumständen auch viel Bewusstseinsarbeit. Erst durch Erkenntnis des eigenen Innenlebens lässt sich langsam tatsächliche Stabilität etablieren. Menschen mit einer DIS sind deshalb in hohem Maße abhängig von ihren Lebensumständen, die man als hauptsächlich verantwortlichen Faktor für den Verlauf, die Aussicht auf Integration und die Schwere der Störung bezeichnen kann. Dennoch sind die Lebensumstände nur ein Teil der Gleichung, was uns wieder zu den Triggern als Dissoziationsauslöser bringt. Da es sich bei Triggern lediglich um Reize handelt, die eine Verbindung mit dem Trauma haben, kann buchstäblich alles zu einem Trigger werden.

Ein bestimmter Geruch oder ein bestimmtes Geräusch, Farben, Wetterbedingungen, Lieder, Mahlzeiten, einfach alles kann Betroffene so stark triggern, dass sie augenblicklich dissoziieren. Meist sind die Trigger so subtil oder eben alltäglich, dass sie als solche gar nicht wahrgenommen werden. Selbst wenn eine Erinnerung an das betreffende Trauma besteht, ist diese nicht vollständig genug, um jeden möglichen Trigger wiedererkennen zu können. Außerdem müsste man dann noch sofort bemerken, dass man gerade dissoziiert, und es schaffen, seinen Fokus auf den auslösenden Trigger zu richten bzw. diesen zu finden. Während einer Dissoziation ist dies aber unmöglich, denn da ein Kontrollverlust eintritt, können individuelle Trigger nur durch langfristige Selbstbeobachtung und

Reflexion erkannt werden. Neben diesen schwer zu erkennenden Triggern existieren außerdem noch zwei weitere Kategorien: die offensichtlichen und die scheinbar paradoxen Trigger. Erleben bereits traumatisierte Menschen offene Gewalt oder Bedrohung, wird sie das sehr stark triggern und eine Dissoziation auslösen. Hierbei handelt es sich um offensichtliche Trigger, die ohne weitere Erklärung nachvollziehbar sind.

Wirklich perfide verhält es sich jedoch mit den paradoxen Triggern, denn auch wenn es sich unglaubwürdig anhört: Positive Gefühle wie Liebe, Glück oder Zufriedenheit können zu den stärksten Triggern überhaupt gehören! Für Opfer von Missbrauch und/oder sexueller Gewalt ist häufig Liebe (im Sinne partnerschaftlicher, romantischer Liebe) einer der stärksten Trigger, denn Liebe steht in engem Bezug zu Sexualität. Damit können nicht nur Erinnerungen an das Trauma und dadurch dissoziative Zustände getriggert werden. Bei Menschen mit DIS werden die beschützenden Persönlichkeitsanteile aktiviert, sobald Gefühle von Liebe auftauchen. Diese boykottieren und sabotieren dann jede aufkommende, romantische Beziehung, um eine Retraumatisierung zu verhindern. Glück und Zufriedenheit als paradoxe Trigger treten vor allem bei Menschen auf, die zusätzlich zu anderen traumatischen Erfahrungen auch unter langanhaltendem narzisstischen Missbrauch leiden mussten. In einem narzisstischen Familiensystem aufzuwachsen, bringt für ein Kind unendlich viel Leid mit sich. Dabei lernen Kinder in solchen Familien vor allem eines: Glücklich sein ist gefährlich! Es gehört immerhin zu den herausragendsten Eigenschaften von Menschen mit narzisstischer Persönlichkeitsstörung, dass diese es nicht ertragen können, wenn andere um sie herum glücklich sind. Das führt wiederum dazu, dass offene Zurschaustellung von Glück oder Zufriedenheit vom Narzissten hart bestraft wird. Somit können auch positive Gefühle zu Triggern werden. Die Entstehung von Triggern ist somit eine vollkommen individuelle Angelegenheit und hochgradig abhängig von der Lebensgeschichte und den Lebensumständen.

Leider wird kaum darüber gesprochen, was paradoxe Trigger, zusätzlich zu einer akuten Dissoziation und/oder einem Wechsel, noch anrichten. Hierbei handelt es sich um ein Symptom, welches im ICD 11 nicht genannt wird und generell in Bezug auf psychische Erkrankungen wenig Beachtung findet: Selbstsabotage. Dies begründet sich vermutlich darin, dass Selbstsabotage nur schwer aufzudecken und von innen wie von außen kaum erkennbar ist. Zudem tritt dieses

Phänomen selbstverständlich nicht nur bei DIS-Patienten oder Menschen mit anderen psychischen Störungen auf. Innerhalb der DIS kann die Selbstsabotage, die durch paradoxe Trigger ausgelöst wird, jedoch schwerwiegende Folgen für das Individuum nach sich ziehen. Grundsätzlich strebt der menschliche Organismus immer nach Verbesserung und Heilung, das gilt auch für DIS-Patienten. Aus diesem Grund kann eine DIS theoretisch auch unbemerkt von allein ausheilen, wenn die externen Umstände dies zulassen. Doch selbst, wenn diese Umstände alles andere als ideal sind, trägt jeder Mensch dieses Streben nach Heilung einfach in sich, da es Teil des Überlebensinstinktes ist. Heilung oder Gesundheit ist jedoch ein Zustand, der nun einmal mit Gefühlen von Glück und Zufriedenheit einhergeht.

So strebt ein Teil des DIS-Systems ständig nach Heilung, während ein anderer Teil bereits erkennt, wohin das führt, und alles sabotiert, was zu diesem Ziel führen könnte. Betroffene stecken so in einem regelrechten Teufelskreis fest, denn sie suchen verzweifelt nach Wegen, sich besser zu fühlen und ihre Lebensumstände zu verbessern. Dabei scheitern sie jedoch immer wieder und erkennen meist gar nicht, dass sie selbst dafür verantwortlich sind. Wer dann mit der Selbstreflexion beginnt und langsam begreift, dass er sich die ganze Zeit selbst sabotiert hat, steht nun vor einem noch größeren Problem. Die bewussten ANPs begreifen die Notwendigkeit einer Verbesserung vollkommen und sind sich ebenfalls bewusst, dass weder Glück noch Zufriedenheit tatsächlich gefährlich für sie sind. Die sabotierenden EPs stecken jedoch in der Vergangenheit fest und lassen sich weder überzeugen, beeinflussen noch kontrollieren. In einem solchen Fall steckt man fest, denn jeder Versuch, eine Verbesserung herbeizuführen, ist zum Scheitern verdammt, und je intensiver man dagegen ankämpft, desto häufiger wird man mit dissoziativen Symptomen zu kämpfen haben und die Kontrolle sogar noch mehr verlieren. Man befindet sich in einer Abwärtsspirale und hat es dann mit einem DIS-System zu tun, welches gegen sich selbst arbeitet, um sich zu schützen. Eine solche Situation mag mehr als hoffnungslos erscheinen und in der Tat ist Integration der sabotierenden Anteile die einzig mögliche Lösung.

NEUROBIOLOGISCHE STUDIEN ZUM THEMA DIS – SIMULATION ODER ECHT?

Inzwischen gibt es einige Studien zur DIS, von denen ich hier gerne zwei aus dem Bereich der Neurobiologie vorstellen möchte. Anhand der Ergebnisse dieser beiden Studien lässt sich nämlich eindeutig belegen, dass es sich bei der DIS keinesfalls um Schauspielerei handeln kann, sei sie nun bewusst oder unbewusst. Gleichzeitig werden durch diese Studien einige Thesen bezüglich der gestörten Emotionsregulation gestützt, welche in den unterschiedlichen Rollen der EPs und ANPs zutage tritt. Beginnen möchte ich mit einer Studie im Rahmen der Symptomprovokation von Simone Reinders aus dem Jahre 2006. Für diese Studie wurden DIS-Patienten mit Hilfe eines PET[18]-Scans untersucht, und zwar in zwei unterschiedlichen Konstellationen: Im ersten Fall begaben sich die Versuchspersonen als EP in den Scan, im zweiten Fall als ANP. Hierzu sollte erwähnt werden, dass die Studie mit Patienten durchgeführt wurde, die sich über zehn Jahre und länger in Therapie befunden und gelernt hatten, bewusst in andere Anteile zu switchen. Sowohl den EPs als auch den ANPs wurden nun Trauma-Skripte vorgelesen, um ihre jeweiligen neurophysiologischen Reaktionen auf diesen Reiz beobachten zu können. Bei diesen Skripten handelte es sich um persönlich erlebte Traumata, die zuvor auf Band gesprochen wurden. Die Ergebnisse könnte man durchaus als bahnbrechend bezeichnen, denn sie entsprachen genau den auf gängigen Theorien basierten Erwartungen.

Die EPs zeigten beim Anhören des Trauma-Skripts erhöhte Aktivität im limbischen System, also der Amygdala, den Basalganglien und der Insula. Dabei handelt es sich um Areale, die sowohl mit Emotionen als auch mit dem Fight-/Flight-Modus in Verbindung gebracht werden. Gleichzeitig wurden im Gehirn Bereiche aktiviert, die für motorische Abläufe von Belang sind, woraus sich die erhöhte Kampf- oder Fluchtbereitschaft ablesen lässt. Es fand allgemein eine emotionale Übererregung (Hyperarousal) statt, genau wie sie den EPs auch in der Theorie zugeschrieben wird. Die ANPs zeigten auf den Reiz des Trauma-Skripts jedoch eine vollkommen gegensätzliche Reaktion. Bei ihnen fand eine Aktivierung des

---

[18] **PET:** Positronen-Emissions-Tomografie, Untersuchungsmethode, um Gewebe schichtweise sowie die darin vorgehenden Stoffwechselaktivitäten darzustellen

präfrontalen und anterioren cingulären Cortex statt. Bei diesen Hirnregionen handelt es sich genau um die Bereiche, die in der Lage sind, Emotionen abzuschwächen oder herunterzuregulieren. Gleichzeitig zeigten die ANPs auch eine Aktivierung der multisensorischen Assoziationsareale im Gehirn, die mit Zuständen der Depersonalisierung in Verbindung gebracht werden. Zusätzlich zu den Messungen mit Hilfe des PET wurden auch die Herzrate und der Blutdruck der Versuchspersonen gemessen, wodurch die Ergebnisse des PET noch zusätzlich untermauert wurden. Bei den EPs zeigte sich ein signifikanter Anstieg von Herzrate und Blutdruck, während diese Werte bei den ANPs nur minimal anstiegen. Somit bestätigten sich auch hier die gängigen Theorien, dass der ANP sich eher durch eine Emotionsuntererregung (Hypoarousal) auszeichnet, begleitet von Symptomen der Depersonalisierung. Die Studie zeigt somit deutlich auf, dass unterschiedliche Persönlichkeitsanteile auch über unterschiedliche Gehirnaktivitäten verfügen. Eine Tatsache, die sich ganz sicher nicht simulieren lässt, sei es nun bewusst oder unbewusst. Darüber hinaus bestätigte die Art der unterschiedlichen Gehirnaktivitäten ziemlich exakt die gängige Lehrmeinung zu den EPs und ANPs.

Die zweite Studie, die ich in diesem Rahmen kurz vorstellen möchte, wurde von Dr. Yolanda Schlumpf im Jahr 2013 durchgeführt, mit dem Ziel, zu beweisen, ob eine DIS simuliert werden kann oder nicht. Dafür wurden zunächst zwei Gruppen von Probanden benötigt:

1. In der ersten Gruppe echte DIS-Patienten mit langjährigem Therapiehintergrund, die einen stabilen Zustand erreicht hatten und bewusst switchen konnten.
2. In der zweiten Gruppe Schauspieler, die vorher über die Eigenschaften von und Unterschiede zwischen EP und ANP in Kenntnis gesetzt und dann instruiert wurden, die jeweiligen Anteile während der Untersuchungen zu spielen.

Beide Gruppen wurden nun bedrohlichen Reizen ausgesetzt und dabei mittels PET-Scan überwacht, auch hier wurden zudem Herzrate und Blutdruck während des Experiments gemessen. Dabei zeigten die echten DIS-Patienten die gleichen Ergebnisse wie die Probanden der eben geschilderten Studie, während bei der Gruppe der Schauspieler keine Aktivierung der entsprechenden Hirnareale stattfand. Auch Blutdruck und Herzrate blieben in der Gruppe der Schauspieler stabil, während sich diese bei den echten Patienten so verhielten, wie im vorigen beschriebenen Experiment. Diese Studie hat jedoch noch auf eine weitere Art bewiesen, dass es sich bei der DIS nicht um Simulation handeln kann. Dafür wurden die Probanden der ersten Gruppe Reizen ausgesetzt, die sie nicht bewusst, sondern lediglich vorbewusst wahrnehmen konnten, während man ihr Gehirn mit dem PET untersuchte. Ein solches Vorgehen lässt sich mit Hilfe subliminaler Techniken erreichen. Hierfür wird ein Bild für ca. 16 Millisekunden gezeigt, während vorher und nachher eine Maske gezeigt wird, zum Beispiel statisches Rauschen. Die Zeitspanne, innerhalb derer das Bild zu sehen ist, genügt nicht, um dieses ins Bewusstsein gelangen zu lassen.

Das Bild gelangt jedoch ins Vorbewusstsein, weshalb eine Reaktion im Gehirn dennoch stattfindet. Sowohl die EPs als auch die ANPs reagierten auf als bedrohlich empfundene Bilder exakt erwartungsgemäß und den Ergebnissen der ersten Studie entsprechend. Eine Simulation der DIS kann somit vollständig ausgeschlossen werden, da es sich hier um eine Reaktion auf etwas nicht bewusst Wahrgenommenes handelte. Anders formuliert ist es unmöglich, simuliert auf etwas zu reagieren, dass einem nicht bewusst ist, da simulierte Reaktionen nur unter Voraussetzung der Bewusstheit des Ausgangsreizes stattfinden können.

THEORIE DER STRUKTURELLEN DISSOZIATION

Bei der Theorie der strukturellen Dissoziation handelt es sich um ein **Erklärungsmodell**, welches bereits zu Beginn des 20. Jahrhunderts entstand. Dafür sollte man zunächst wissen, dass traumabedingte Störungsbilder in der Medizin nicht immer so umstritten und relativ geächtet waren, wie es in den letzten Jahrzehnten der Fall gewesen ist. Besonders dissoziative Störungen wurden in der Zeit von 1880 bis 1920 allgemein anerkannt und fanden großes Interesse sowie breiten Diskussionsraum im medizinischen Bereich. Dann kamen Freud und Jung sowie andere Gründerväter der Psychoanalyse und änderten den Fokus, vor allem, da dissoziative Störungen keinen rechten Platz in ihren Modellen fanden. Traumafolgestörungen und traumabedingte Dissoziation mussten sich ihren Weg in die Aufmerksamkeit der Fachwelt erst wieder erkämpfen, was nach und nach vor allem durch Kriegsopfer geschah. Doch der französische Psychiater Pierre Janet (1859-

1947) befasste sich Anfang des 20. Jahrhunderts bereits ausführlich mit dissoziativen Zuständen und der Fragmentierung der Persönlichkeit bzw. des Bewusstseins. Für ihn war klar, dass Dissoziation grundlegend ein gesunder Mechanismus ist, der unserem Bewusstsein ermöglicht, auch unter schwierigen Bedingungen zu funktionieren. Man denke da nur an die vielen Formen der Alltagsdissoziation, auf die sämtliche Menschen zurückgreifen und die es uns möglich machen, nicht in Zustände der Reizüberflutung zu geraten.

Janet empfand Dissoziation als gesunde Schutzfunktion, die es der Psyche erlaubt, auch unter schwierigsten Umständen funktionsfähig zu bleiben, indem „Unverdauliches" vom Bewusstsein abgespalten wird. Im Normalfall werden diese abgespaltenen Inhalte später verarbeitet, sobald das Bewusstsein den Raum dazu findet. In bestimmten Fällen kann dies jedoch nicht geschehen, vor allem, wenn diese Inhalte zu traumatisch sind und das Gehirn sich noch in der Entwicklung befindet. Darüber hinaus stellte er durch Untersuchungen von Betroffenen fest, dass diese scheinbar in ihrer Persönlichkeitsentwicklung zu einem bestimmten Zeitpunkt steckengeblieben waren. Sie hatten die Fähigkeit verloren, neue Erfahrungen anhand der aktuellen Situation zu bewerten und zu verarbeiten. Stattdessen fand diese Bewertung aus einem Vergangenheitsaspekt heraus statt, unter gänzlich anderen Umständen, die zum Zeitpunkt des Traumas herrschten. Es hatten sich starre Glaubenssätze aufgrund früherer, traumatischer Erfahrungen gebildet, die nicht mehr veränderbar waren durch die Integration neuer Erfahrungen. Die Entwicklung des Modells der strukturellen Dissoziation fand somit unter anderem auf Grundlage Pierre Janets richtungsweisender Arbeit statt.

So waren es die Psychologen Onno van der Hart[19], Ellert R.S. Nijenhuis[20] und Kathy Steele[21], die ihre eigenen Erkenntnisse, unter anderem basierend auf den Forschungen von Pierre Janet, in dem Buch „**Das verfolgte Selbst**[22] – Strukturelle Dissoziation. Die Behandlung chronischer Traumatisierung" zusammenfassten.

---

[19] **Onno van der Hart:** Niederländischer Psychologe, geb. 1941, Mitentwickler der Theorie der strukturellen Dissoziation der Persönlichkeit

[20] **Ellert R.S. Nijenhuis:** Niederländischer Psychologe und Psychotherapeut, geb. 1951, Mitentwickler der Theorie der strukturellen Dissoziation der Persönlichkeit

[21] **Kathy Steele:** US-amerikanische Psychotherapeutin und Expertin für komplexe Traumatisierung, Mitentwicklerin der Theorie der strukturellen Dissoziation der Persönlichkeit

[22] Das verfolgte Selbst, von Onno van der Hart, Ellert Nijenhuis, Kathy Steele, 2008 im Junfermann Verlag.

Darin vertreten sie die Ansicht, dass es sich bei der bisherigen Kategorisierung dissoziativer Störungsbilder im ICD und DSM um eine zu eingeschränkte Auffassung dieser Störungen handelt. Dissoziation und Trauma gehören zusammen, auch wenn es Formen dissoziativer Störungen rein organischen Ursprungs gibt. Dennoch sollten psychische Störungen wie die p-DIS und DIS sowie PTBS und K-PTBS eher in einer Art Gesamtkontinuum betrachtet werden, statt voneinander getrennt klassifiziert. So gehören nach dem Modell der strukturellen Dissoziation diese vier Störungsbilder zusammen und beschreiben bestimmte Punkte innerhalb eines Kontinuums. Dabei steht am untersten Ende dieses Kontinuums die PTBS, hervorgerufen durch ein Einzeltrauma. An dieser Stelle entsteht die erste Aufspaltung der Persönlichkeit in einen EP und einen ANP. Im Modell wird dies als die primäre Ebene bezeichnet. Fügt man ein oder mehrere, weitere Traumata hinzu, gelangt man zur K-PTBS und p-DIS, die sich auszeichnen durch einen ANP und mehrere EPs. Diese Ebene des Kontinuums stellt die sekundäre Ebene der strukturellen Dissoziation dar. Auf der dritten, der tertiären Ebene finden wir dann die DIS, die sich durch mehrere ANPs und mehrere EPs auszeichnet.

Das Modell der strukturellen Dissoziation der Persönlichkeit stellt somit auch eine neue Betrachtungsweise dissoziativer Störungsbilder dar, indem es deren Ursachen, die Traumafolgestörungen, nicht mehr ausschließt. Dabei sagt es gleichzeitig aus, dass eine DIS in ihrer Entstehung nicht von einer massiven frühkindlichen Traumatisierung abhängt, sondern grundsätzlich nur von der Häufigkeit der Traumatisierung, also altersunabhängig ist. Auch das Vorhandensein von Amnesien ist nach diesem Modell nicht ausschlaggebend für die Unterscheidung zwischen p-DIS und DIS, sondern einzig die Anzahl der EPs und ANPs. Ob und inwieweit diese Thesen zutreffen, muss die medizinische Forschung erst noch belegen, dennoch stellt diese Theorie eine gute Alternative zur Erklärung dissoziativer Störungen dar und findet aus diesem Grund auch immer mehr Anhänger. Für Betroffene kann dies nur von Vorteil sein, da dieses relativ neue Modell auch dazu beiträgt, dass die DIS auch von Skeptikern endlich anerkannt wird.

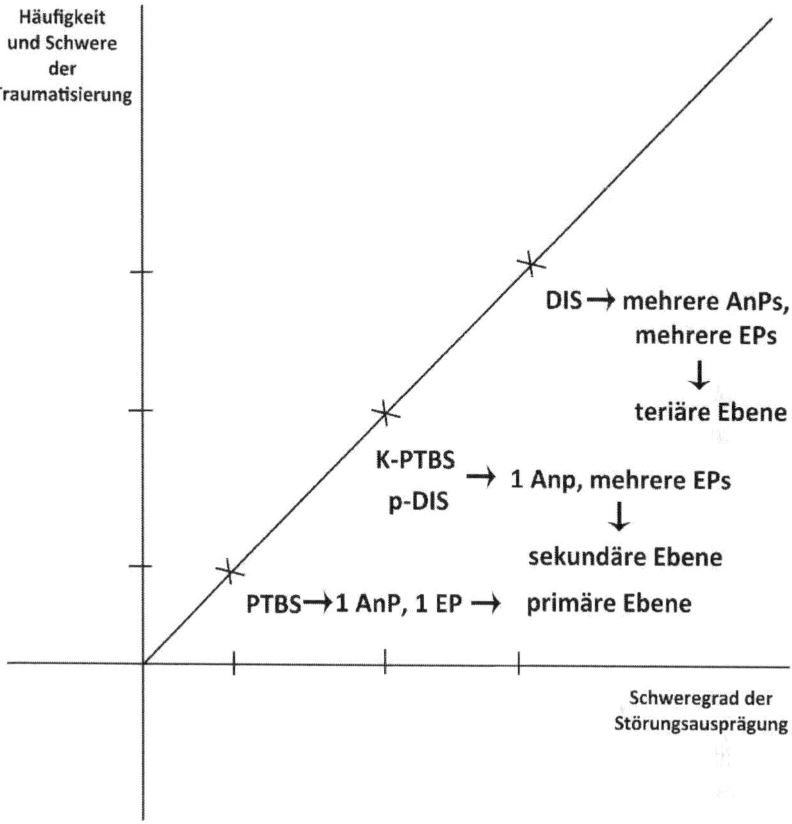

Abbildung 2: Modell der strukturellen Dissoziation der Persönlichkeit – Traumafolgestörungen als Kontinuum

Hilfe für Betroffene von Traumafolgestörungen

Wer unter den Folgen von posttraumatischem Stress leidet, benötigt selbstverständlich Hilfe und Behandlung, denn die Symptome verschwinden nicht einfach irgendwann. Im Gegenteil ist es eher so, dass unbehandelter posttraumatischer Stress mit der Zeit chronisch wird, sich verschlimmert und zu weiteren Erkrankungen führt. Es existiert auch eine ganze Reihe an unterschiedlichen Therapieformen, mit denen Traumatisierungen mehr oder weniger erfolgreich behandelt werden können, doch der Weg dorthin ist leider nicht so einfach, wie man sich das anfangs vorstellt.

Es existieren viele Stolpersteine und Hürden auf diesem Weg, die sich insgesamt sehr demotivierend auswirken können und häufig dazu führen, dass Betroffene ihre Suche nach Hilfe einfach aufgeben. So scheitern die allermeisten Betroffenen bereits an der ersten Hürde, nämlich eine korrekte Diagnose zu erhalten. Wer unwissend mit seinen Symptomen zum Arzt geht, bekommt häufig nur gesagt, es würde sich um Depressionen, Angstzustände oder möglicherweise sogar die Borderline-Störung handeln. Solche Patienten landen dann nach Jahren der Wartezeit in einer herkömmlichen Psychotherapie, die keinerlei Wirkung zeigt. Häufig erhalten sie auch Psychopharmaka, die vielfältige neue Probleme aufwerfen können. So ist die medikamentöse Behandlung im Falle von

Traumafolgestörungen lediglich vorübergehend angedacht, auf einen kurzen Zeitraum beschränkt. Eine längerfristige oder dauerhafte Einnahme ist in solchen Fällen nicht sinnvoll, da sie lediglich symptomunterdrückend wirkt. Darüber hinaus besteht die Gefahr der Abhängigkeit und die zahlreichen Nebenwirkungen führen meist eher zu einer Verschlechterung der allgemeinen Lebensqualität.

Dieser erste Schritt allein gleicht einem Spießrutenlauf und aus persönlicher Erfahrung empfehle ich, sich gut auf diesen Arztbesuch vorzubereiten. Diese Vorbereitung ist schon allein deshalb wichtig, weil Betroffene in solchen Situationen häufig dazu neigen, zu dissoziieren, was aus Angst und Unsicherheit geschieht. Dann wissen sie nicht recht, was sie sagen sollen oder wollten, und es kommt zu mehr oder weniger wirren Erläuterungen, häufig werden dann die wichtigsten Symptome sogar vergessen. Deshalb sollte man vorher eine stichpunktartige Liste mit Symptomen erarbeiten, auf die man zurückgreifen kann. Auf dieser Liste kann man auch eigene Vermutungen und deren Begründung festhalten, um es für den Arzt nachvollziehbarer zu machen. Wer an verständnislose Mediziner gerät, sollte nicht gleich aufgeben, sondern mit Hilfe des Internets gezielt nach Fachärzten, in diesem Fall Psychiatern, suchen, die sich auf Traumafolgestörungen spezialisiert haben. Der offizielle Weg führt in der Regel über den Hausarzt, der lediglich eine Verdachtsdiagnose ausstellen darf, die dann vom behandelnden Psychologen entweder bestätigt, weiter ausgeführt oder neu definiert wird. Von diesem Weg würde ich jedoch eher abraten, wenn die Verdachtsdiagnose des Hausarztes zu allgemein gehalten ist, wie zum Beispiel „Depression“ oder „Angststörung“.

In einem solchen Fall sollten Betroffene sich zunächst eine **Überweisung zum Facharzt ausstellen lassen** und versuchen, eine klarere Diagnose zu erhalten. So wird die Suche nach einem geeigneten Therapeuten erheblich erleichtert, da gerade spezialisierte Therapeuten keine Patienten annehmen, deren Diagnose nicht ihr Fachgebiet trifft. Ist diese erste Hürde in Form der Diagnosestellung genommen, gleicht dies schon einem großen Sieg, auch wenn der wahre Kampf jetzt erst beginnt. Deshalb sollte man diesen ersten Sieg auch ausgiebig würdigen, um für den weiteren Weg neue Motivation aufzubauen. Zunächst sollte nun mit dem diagnostizierenden Arzt besprochen werden, welche Therapieform am geeignetsten ist, und mit ganz viel Glück bekommt man an dieser Stelle sogar eine Empfehlung für passende Therapeuten. Wer nicht in einer strukturschwachen

Gegend lebt, hat hier relativ gute Aussichten auf einen Therapieplatz, wenn auch meist mit längerer Wartezeit verbunden. Leider ist die Situation in Deutschland so, dass die kassenärztliche Vereinigung vorschreibt, wie viele Therapeuten sich pro Region niederlassen dürfen. Davon abgesehen, dass die zugelassene Anzahl viel zu niedrig ist, handelt es sich bei mindestens 90 % der zugelassenen Therapeuten um solche, die mit allgemeinen Therapieformen arbeiten.

Somit ist es noch „relativ einfach", einen Therapieplatz im Bereich der Psychoanalyse oder Verhaltenstherapie zu finden, wenn man von den langen Wartezeiten einmal absieht. Sucht man jedoch nach einer Traumatherapie oder sogar einer Therapie für die DIS, ist die Auswahl schon erheblich eingeschränkt. Dies betrifft vor allem Menschen, die in strukturschwächeren Gegenden leben. An dieser Stelle sollten Betroffene auch mit ihrem Arzt abklären, ob eine medikamentöse Behandlung sinnvoll bzw. erforderlich ist. Im Falle einer DIS wird definitiv eine Psychotherapie das Ziel sein, da Medikamente hier nicht greifen, bei einer PTBS, die mit Angststörungen und Depressionen verbunden ist, kann eine vorübergehende Einnahme von Medikamenten jedoch unterstützend wirken. In diesem Fall wäre es sinnvoll, sich einen Therapeuten zu suchen, der auch Medikamente verordnen darf. Reine Psychotherapeuten dürfen dies nicht, es sei denn, sie verfügen über eine entsprechende Zusatzausbildung, deren Vorhandensein dann vorher erfragt werden sollte. Hierfür kämen dann eher Psychiater in Frage, die jedoch in vielen Fällen keine Psychotherapie anbieten. Wenn sich beides nicht vereinen lässt, ist es jedoch auch möglich, regelmäßig sowohl einen Therapeuten für die Psychotherapie als auch einen Psychiater für die medikamentöse Behandlung aufzusuchen.

Wer nun Schwierigkeiten hat, einen geeigneten Therapeuten zu finden, kann auf die zahlreichen **Heilpraktiker für Psychotherapie** zurückgreifen, die Methoden der Traumatherapie anbieten. In den meisten Fällen muss diese Therapie dann selbst gezahlt werden, es gibt jedoch Krankenkassen, die unter bestimmten Umständen die Kosten übernehmen. Hier kann man damit argumentieren, dass es in erreichbarer Nähe eben keine geeigneten, von der Krankenkasse zugelassenen Therapeuten gibt. Mit dieser Argumentation übernehmen einige Krankenkassen sogar die Kosten für Fachärzte, die Psychotherapie anbieten, jedoch keine Kassenzulassung haben.

Die Entscheidungen der Krankenkassen sind hier sehr individuell und von unterschiedlichen Faktoren abhängig. Deshalb ist es wichtig, einen guten Kontakt zu seinem Sachbearbeiter aufzubauen, um von dieser Seite entsprechende Unterstützung erhalten zu können. Sind in zumutbarer Entfernung keine passenden Therapeuten vorhanden, besteht inzwischen (dank Corona) auch die Möglichkeit einer Online-Therapie.

Diese Option erweitert die Möglichkeiten erheblich, auch wenn das Erstgespräch in der Regel persönlich stattfindet. Ob die dafür anfallenden Reisekosten von der Kasse übernommen werden, ist wieder individuell abzuklären, doch selbst, wenn dies abgelehnt wird, kann es sich hier um eine lohnende Investition in die eigene Gesundheit handeln. Die Suche nach einem Therapieplatz kann sich relativ ermüdend gestalten, deshalb sollte man sich selbst nicht zeitlich unter Druck setzen. Betroffene sollten sich bewusst machen, dass es zwar unter Umständen einige Jahre dauern kann, bis man endlich den passenden Therapeuten gefunden hat, die dafür unternommenen Anstrengungen es aber auf jeden Fall wert sind.

Eine Hilfe bei dieser Suche können Internet-Datenbanken sein, die Therapeuten nach Behandlungsmöglichkeiten auflisten. Hier lässt sich zwar nur in einem Umkreis von maximal 200 km suchen, wer jedoch innerhalb dieses Umkreises nicht fündig wird, kann auf einen einfachen Trick zurückgreifen. Dafür muss lediglich eine andere Postleitzahl für den eigenen Standort angegeben werden. Im Kapitel „Weiterführende Adressen, Links und Telefonnummern“ am Ende dieses Buches ist auch der Link zu einer solchen Datenbank angefügt. Wer nicht selber suchen kann oder möchte, kann außerdem auch auf den telefonischen Terminservice der kassenärztlichen Vereinigung zurückgreifen. Hier nennt man lediglich die Art des gesuchten Therapeuten und seine Postleitzahl, sollte es Treffer geben, wird durch die KV direkt ein Termin vereinbart. Diesem Service sollte man durchaus eine Chance geben, denn wer in einer nicht strukturschwachen Region lebt, könnte so möglicherweise Erfolg haben.

Die nächste Hürde stellt sich in der **Kontaktaufnahme** mit in Frage kommenden Therapeuten. Telefonisch sind diese im Normalfall einmal die Woche für eine halbe bis eine Stunde zu erreichen. Es kostet zugegeben viel Geduld, innerhalb dieser Zeit tatsächlich durchzukommen, da das Anrufaufkommen entsprechend hoch ist. Hier ist es meist nötig, mehrere Versuche zu starten, bis man Erfolg hat, jedoch sollte man an dieser Stelle keinesfalls aufgeben. Immerhin handelt es sich hier um den letzten Schritt vor dem Ziel und wer so weit gekommen ist, wird mit der Zeit auch fündig werden. Wer es schafft, lange genug durchzuhalten, um dieses Ziel zu erreichen, muss nun lediglich noch die Wartezeit überbrücken, die sich in manchen Fällen auch über einige Jahre erstrecken kann. Diese Wartezeit können und sollten Betroffene jedoch für sich nutzen, denn es gibt zahlreiche Möglichkeiten, dies zu tun und sich so gleichzeitig auf die Therapie vorzubereiten. Zum einen existieren Methoden der Traumatherapie, die allein angewandt werden können und die ich im Kapitel über Selbsthilfe noch vorstellen werde. Darüber hinaus existieren Netzwerke und Foren für Betroffene im Internet. Dort findet man andere Betroffene, mit denen man sich austauschen kann. Auf diese Art können auch neue Freundschaften entstehen, die zusätzlichen Halt und Unterstützung bieten. Einige Hilfenetzwerke bieten zudem kostenlose Beratung und Hilfe bei der Suche nach einem Therapieplatz an. Auch wenn es sich zeitweise so anfühlen mag, ist niemand bei der Suche nach Hilfe auf sich allein gestellt.

Wer innerhalb der Wartezeit auf einen Therapieplatz oder während der Suche danach akut Hilfe benötigt, zum Beispiel in einer persönlichen Krise, sollte über einen stationären Aufenthalt in einer Klinik nachdenken. Hier existieren zwei Möglichkeiten, zwischen denen, je nach Dringlichkeit, mit Bedacht gewählt werden sollte:

1. Die Akuteinweisung in die nächstgelegene psychiatrische Klinik oder die psychiatrische Abteilung des nächstgelegenen Krankenhauses

Wem es so schlecht geht, dass er suizidgefährdet ist, der sollte diese Möglichkeit in Betracht ziehen. Hierfür ist lediglich ein Besuch beim Hausarzt notwendig, der die entsprechende Einweisung ausstellt. In diesem Fall wird man ohne Wartezeit sofort aufgenommen, allerdings steht bei dieser Variante die Stabilisierung des Patienten im Vordergrund. Deshalb wird der Schwerpunkt auf einer medikamentösen Behandlung und auf Beschäftigungstherapien liegen, psychotherapeutische Gespräche finden hier in der Regel nicht oder nur selten statt. Jedoch können sich aus einem solchen Aufenthalt zusätzliche Hilfestellungen bei der Therapeutensuche durch die Ärzte der Klinik ergeben.

2. Der stationäre Aufenthalt in einer spezialisierten, psychiatrischen oder psychosomatischen Klinik

Ein solcher Aufenthalt erstreckt sich in der Regel über einen längeren Zeitraum von ca. drei bis sechs Monaten, kann jedoch enorm hilfreich sein. Hier wird der größte Wert auf Psychotherapie gelegt, es finden regelmäßig sowohl Einzel- als auch Gruppensitzungen statt. In psychosomatischen Kliniken wird zudem auch auf die körperlichen Bedürfnisse verstärkt eingegangen und es existiert ein breites Angebot an physiologischen Therapien sowie dem Erlernen verschiedenster Entspannungstechniken. Gleichzeitig kommt man so in Kontakt mit anderen Betroffenen, was zusätzlichen Halt und Unterstützung bietet. Kliniken dieser Art haben in der Regel etwas längere Wartezeiten, meist jedoch nicht länger als maximal einige Monate.

Kommt ein Klinikaufenthalt aus persönlichen Gründen nicht in Frage, wird jedoch trotzdem akut Hilfe und Unterstützung benötigt, gibt es noch eine weitere Möglichkeit, die ich aus persönlicher Erfahrung jedem Betroffenen ans Herz legen möchte: die ambulante, psychosoziale Betreuung, die sogar zusätzlich zu einer Therapie in Anspruch genommen werden kann. Jeder Landkreis in Deutschland verfügt über einen sogenannten sozialen Dienst, der sowohl ambulante Betreuung als auch Tagesstätten anbietet. Die ambulante Betreuung findet ein- bis zweimal wöchentlich für ein bis zwei Stunden statt. Dabei kommen die Betreuer zum Klienten nach Hause, um diesen im Alltag und bei seinen Problemen zu unterstützen und zu entlasten. Dies kann in Form von Gesprächen stattfinden, aber auch praktischer Natur sein und zum Beispiel in Form von Begleitung zu Behörden oder Ärzten stattfinden. Die Tagesstätten bieten Betroffenen die Möglichkeit, eine stabile Alltagsstruktur aufzubauen, regelmäßig das Haus zu verlassen und neue Kontakte zu anderen Betroffenen zu knüpfen. So wird vor allem einer Vereinsamung durch soziale Isolation entgegengewirkt. Es finden gemeinsame Aktivitäten statt, mittags wird zusammen gekocht und gegessen, weshalb diese Variante besonders gut für Menschen mit zusätzlichen Essstörungen geeignet ist. Darüber hinaus sind immer Ansprechpartner vor Ort, sollten persönliche Probleme besprochen werden müssen.

Die Kosten für die Inanspruchnahme der sozialen Dienste werden von den Sozialämtern übernommen, wer arbeitet und entsprechend verdient, muss jedoch einen Teil selbst zahlen, abhängig von der Einkommensgröße. Neben den staatlichen sozialen Diensten existieren in vielen Städten und Gemeinden auch private Anbieter, hier ist die Kostenübernahme individuell abzuklären. Meist findet diese jedoch über die Krankenkassen statt. Wer über diese Möglichkeit nachdenkt, sollte zunächst Kontakt zum zuständigen Gesundheitsamt aufnehmen, die den Kontakt zum örtlichen sozialen Dienst herstellen können. Es wird dann eine ärztliche Anordnung benötigt, die der Hausarzt ausstellen kann, die genauen Details werden dann von den Mitarbeitern des Gesundheitsamtes geklärt. Darüber hinaus existiert auch noch die Möglichkeit der ambulanten psychiatrischen Betreuung, kurz APP. Hier handelt es sich um eine häusliche Betreuung durch Fachpersonal aus der psychiatrischen Krankenpflege, im Gegensatz zur psychosozialen Betreuung, die durch Sozialarbeiter durchgeführt wird. Gedacht ist diese Form der Pflege als vorübergehende Kurzzeitmaßnahme, um den Wechsel von einem Klinikaufenthalt zurück ins Alltagsleben zu erleichtern, weshalb sie meist nur für drei Monate bewilligt wird. Der Schwerpunkt liegt hier stärker auf Unterstützung und Begleitung bei Arztbesuchen und der regelmäßigen Einnahme von Medikamenten als auf Gesprächen. Kostenträger sind hier in jedem Fall die Krankenkassen, es wird jedoch eine nicht unerhebliche Zuzahlung erhoben.

Wer bis hierhin gelesen hat, stellt sich nun vielleicht die Frage, wozu man sich überhaupt auf diesen aussichtslosen Weg der Diagnosestellung und Therapieplatzsuche begeben sollte. Zugegeben, wir haben hier einen relativ hohen Einsatz von Ressourcen (Zeit, Geld und Nerven), zumindest für einen unabsehbar langen Zeitraum. Es handelt sich um einen wirklich ermüdenden Kampf, während die eigene Energie oft schon nicht zur Alltagsbewältigung reicht. Aus diesem Grund kann es sehr sinnvoll sein, sich zusätzliche Unterstützung durch die sozialen Dienste ins Boot zu holen. Immerhin gibt es einige gute Gründe, diese Dinge in Angriff zu nehmen, denn allein die Tatsache, endlich eine valide Diagnose zu erhalten, kann vieles verändern. Es ist relativ typisch für Traumafolgestörungen, dass Betroffene an sich selbst zweifeln. Sie zweifeln an ihrer Wahrnehmung, an der Schwere der erlittenen Traumata sowie an der Schwere ihrer eigenen Symptome und Einschränkungen. Daraus entsteht ein Teufelskreis aus Selbstvorwürfen, wenn es mal wieder nicht gelingt, so zu funktionieren, wie andere. Man gibt sich selbst die Schuld und erwartet Dinge von sich, die man einfach nicht leisten kann. Auf diese Art bestätigt man auch negative Glaubenssätze wie „Ich bin ein Versager, ein Nichtsnutz, eine Belastung etc."

Sobald man aber eine Diagnose in Händen hält, hat man die Chance, diesem Teufelskreis zu entfliehen und so zu lernen, verständnisvoller mit sich selbst zu sein. Für Betroffene ist es in den meisten Fällen leider so, dass sie ihre Erkrankung erst dann anerkennen können, wenn sie von außen bestätigt wurde. Doch erst, wenn diese Selbst-Anerkennung stattfindet, ist eine gezielte Verbesserung der Lebenssituation überhaupt möglich. Deshalb sollte jeder, der unter traumabedingten Folgestörungen leidet, zumindest dafür kämpfen, eine solide Diagnostik zu durchlaufen. Auch sollte man sich bewusst machen, dass sich die Symptome ohne Therapie kaum verbessern werden. Deshalb lohnt sich der lange Weg zur Therapie durchaus, wenn man durchhält. Bevor wir uns nun aber den verschiedenen Therapieformen zuwenden, die für traumabedingte Folgestörungen geeignet sind, möchte ich zunächst noch auf den allgemeinen Ablauf einer Traumatherapie eingehen. Die eigentlichen Phasen einer Traumatherapie gleichen sich nämlich unabhängig davon, mit welchen Methoden konkret gearbeitet wird. Diese Phasen bauen zielgerichtet aufeinander auf und für Patienten ist es sehr hilfreich, sich bereits im Vorfeld damit vertraut zu machen. So weiß man, was auf einen zukommt, kann sich auf eventuell auftretende Belastungen innerhalb der Therapie einstellen und diese gleich zu Beginn mit dem Therapeuten absprechen.

• Stabilisierungsphase:

Diese erste Phase der Traumatherapie dient vor allem der Stärkung und Stabilisierung des Patienten. Gemeinsam mit dem Therapeuten werden zunächst die eigenen Stärken, Fähigkeiten und Ressourcen erarbeitet und gezielt vertieft. Im Anschluss geht es darum, Gedächtnislücken in Bezug auf das Trauma zu schließen und das Erlebte emotional zu begreifen und zu verarbeiten. Die Fähigkeiten der Emotions- und Spannungsregulation des Patienten werden in dieser Phase ebenfalls gezielt trainiert. Dem Patienten wird außerdem mit Hilfe unterschiedlicher Imaginationstechniken die Kontrolle über traumatische Erinnerungen zurückgegeben, um das Auftreten von Flashbacks zu minimieren. Ein relativ bekanntes Beispiel hierfür stellt die Technik dar, einen Tresor zu imaginieren oder auch zu zeichnen, in den der Patient das eigene Trauma einschließt. In Fällen einer einfachen Traumatisierung kann diese Therapiephase bereits ausreichen, um den Patienten wieder zu stabilisieren.

- **Expositionsphase:**

Die Phase der Traumaexposition ist vor allem für komplex traumatisierte Menschen sinnvoll und wichtig. Es geht in dieser Phase darum, die fragmentierten Erinnerungen, die zu den jeweiligen Traumata existieren, wieder zu einem sinnvollen Ganzen zusammenzufügen. Dafür wird der Patient mit seinen Traumata konfrontiert und muss diese in einem geschützten Rahmen geistig noch einmal durchleben. Werden traumatische Erinnerungen auf diese Art neu sortiert, erhält das Gehirn die Möglichkeit, diese leichter zu verarbeiten und als tatsächlich vergangene Ereignisse einzustufen. Auf physiologischer Ebene lässt sich hier im Gehirn beobachten, wie bisher fehlende, neuronale Verbindungen zwischen dem Cortex und dem limbischen System generiert werden. Übertragen auf die bereits verwendete Metapher zur inneren Welt werden hier neue Straßen von den isolierten Städten zur Hauptstadt gebaut. Diese Phase der Exposition ist anstrengend und auch schmerzhaft, vorerst kann sie auch zu einer scheinbaren Verschlechterung der Symptomatik führen, da alles wieder aufgewühlt wird. Sobald der Patient aber die Verarbeitung seiner Erlebnisse abgeschlossen hat, führt dies zu einer langfristigen Verbesserung seiner Symptome.

- **Integrations- und Neuorientierungsphase:**

Diese abschließende Therapiephase versucht, eine Aussöhnung mit dem Trauma zu erreichen. Dafür muss zunächst erarbeitet werden, wie der Patient sein(e) Trauma(ta) in Zukunft betrachten will und welche Konsequenzen sich daraus ergeben. Hier geht es darum, angemessene Trauer zu durchleben, Verluste zu akzeptieren und die Richtung für das zukünftige Leben zu bestimmen.

THERAPIEFORMEN FÜR (DISSOZIATIVE) TRAUMAFOLGESTÖRUNGEN

Für die Behandlung von Traumafolgestörungen mit oder ohne dissoziative Symptomatik kommt selbstverständlich nicht jede Therapieform in Betracht. Das gilt insbesondere dann, wenn der Schwerpunkt auf der dissoziativen Symptomatik liegt. Je nach Störungsbild, Schweregrad der Störung und persönlicher, individueller Veranlagung kann die Wahl der geeignetsten Therapieform über Erfolg oder Misserfolg entscheiden. Somit haben Betroffene gewissermaßen die Qual der Wahl und sollten sich für den Beginn wenigstens ein grobes Bild darüber machen, welche Formen der Therapie in Frage kommen und wie diese im Detail aussehen. Beginnen möchte ich hier mit zwei Therapieformen, die nicht der Traumatherapie angehören, bei einfachen Traumatisierungen jedoch sehr vielversprechend sein können. Darüber hinaus finden sich zumindest im ersten Bereich einfach weit mehr Therapeuten, die auch eine Kassenzulassung haben, wodurch eine Therapie für viele überhaupt erst möglich wird.

Kognitive Verhaltenstherapie:

Bei der Therapeutensuche werden Betroffene häufig auf Traumatherapeuten stoßen, die mit kognitiver Verhaltenstherapie arbeiten, diese gehört jedoch streng genommen nicht zu den Verfahren der Traumatherapie. Es handelt sich hier im Grunde um eine Mischform aus zwei unterschiedlichen Therapieansätzen, die normalerweise hauptsächlich zur Behandlung von Zwangs- und Angststörungen eingesetzt wird. Die kognitive Therapie arbeitet dabei vor allem mit dem Verstand, es geht darum, ein Bewusstsein für die Symptomatik der eigenen Erkrankung zu schaffen. Gleichzeitig liegt hier der Schwerpunkt darauf, zu erkennen, mit welchen Glaubenssätzen und Verhaltensmustern der Patient ein Fortbestehen der Symptome selbst begünstigt bzw. aufrechterhält. Sind diese Grundlagen geschaffen, geht es im Verhaltensteil darum, neue Denk- und Verhaltensmuster zu erlernen, die dabei helfen, Symptome zu lindern und die Lebensqualität zu erhöhen. Patienten schaffen sich oft selbst eine eigene Hölle in ihrem Kopf, vor allem durch falsche Einschätzungen und Bewertungen bestimmter Situationen.
So werden Dinge grundsätzlich so negativ wie möglich bewertet, was einer der

Hauptfaktoren dafür ist, wie Betroffene ihr Leben empfinden. Zur Verdeutlichung möchte ich hier ein konkretes Beispiel anführen und aufzeigen, wie im Rahmen der kognitiven Verhaltenstherapie damit umgegangen wird.

Viele Traumapatienten leiden unter sozialen Ängsten und bewerten ihre eigene Wirkung auf andere vollkommen falsch. Erleben solche Menschen zum Beispiel eine Situation, in der sie von ihrem Vorgesetzten bei einer Begegnung nicht begrüßt werden, machen sie in ihrem Geist daraus ein Worst-Case-Szenario: „Der ist bestimmt wütend auf mich!", „Er ist enttäuscht von meiner Leistung!" und schlussendlich: „Ich werde meinen Job verlieren!" Diese Kette von Schlussfolgerungen geht sogar noch weiter, denn aus jeder negativen Konsequenz ergibt sich eine neue, noch negativere. Eine solche Negativ-Fixierung tritt häufig als Begleitsymptom von Traumafolgestörungen auf. Unbehandelt kann sie sich immer mehr verstärken und in Form einer zusätzlichen Depression manifestieren. In der kognitiven Verhaltenstherapie werden solche potenziellen Fehlbewertungen und Negativ-Glaubenssätze deshalb zunächst einmal aufgedeckt. Dann wird der Patient angehalten, sich alternative Bewertungen für Situationen wie die eben genannte einfallen zu lassen. Diese Alternativ-Bewertungen müssen dabei schriftlich festgehalten werden, damit der Patient sie wirklich verinnerlichen kann.

Ziel ist es, die Aufmerksamkeit des Patienten darauf zu trainieren, in Fällen wie diesen schnellstmöglich zu erkennen, dass sie sich in einer negativen Gedankenspirale verlieren. Sobald diese Erkenntnis stattgefunden hat, kann nach alternativen Bewertungsmöglichkeiten der Situation gesucht werden, die zumindest neutral sind. Je häufiger dies trainiert wird, desto mehr werden die neuen, neutralen Bewertungen vom Patienten verinnerlicht. Auf diese Art wird ein neuer Umgang mit Ängsten und belastenden Gedanken antrainiert, was zu einer erheblichen Linderung führen kann. Somit ist die kognitive Verhaltenstherapie gut geeignet, die Begleiterscheinungen von traumabedingten Störungen zu behandeln, an den Traumata wird jedoch nicht direkt gearbeitet. Deshalb wäre es eine gute Möglichkeit, die Wartezeit auf eine Traumatherapie mit einer kognitiven Verhaltenstherapie zu überbrücken. Auf diese Art arbeitet man gewissermaßen vor und erlangt bereits ein Stück persönliche Freiheit und Stabilität zurück.

Narrative Expositionstherapie:

Bei der narrativen Expositionstherapie handelt es sich um ein Kurzzeittherapieverfahren für Betroffene der komplexen posttraumatischen Belastungsstörung. Der Begriff narrativ bedeutet „erzählend“, was zum Ausdruck bringt, wie diese Therapie hauptsächlich abläuft. Dabei ist sie weniger auf Heilung, sondern vielmehr auf Linderung ausgelegt und wurde entwickelt für Patienten, denen aufgrund ihrer rechtlichen und/oder finanziellen Situation eine langfristige Therapie nicht möglich ist. Dazu gehören vor allem Asylbewerber, Flüchtlinge aus Kriegsgebieten und Überlebende von Naturkatastrophen, wie zum Beispiel der Hochwasserkatastrophe von 2021. Da allein die Möglichkeit, seine Traumata zu erzählen und dabei empathisch vom Therapeuten aufgefangen zu werden, eine Linderung der Symptome bewirken und vor allem eine Chronifizierung verhindern kann, stellt auch diese Therapieform eine gute Einstiegs- bzw. Überbrückungsoption dar. Die Therapie gliedert sich in drei Phasen auf, die mit relativ wenigen Sitzungen abgeschlossen werden können. Dabei widmet sich die erste Phase vor allem dem Status quo, so werden hier vor allem die Art und Anzahl der traumatischen Ereignisse sowie Art und Schwere der Symptome erhoben.

In der zweiten Phase wird eine sogenannte „Lifeline“ erstellt, die dem Patienten als eine Art Visualisierungstool einen guten Überblick über sein gesamtes Leben und die chronologische Reihenfolge der Ereignisse gibt. Dazu wird zum Beispiel eine Linie aufgezeichnet oder eine Schnur ausgelegt. Entlang dieser muss der Patient nun Dinge platzieren, die wichtige Meilensteine repräsentieren. Dafür stehen ihm zwei unterschiedliche Möglichkeiten zur Verfügung, die variieren können: Für positive Ereignisse könnten zum Beispiel bunte Perlen oder Blumen gewählt werden, für negative, traumatische Ereignisse schwarze Perlen, Steine oder Ähnliches. Es geht hier zunächst lediglich um einen groben, visuellen Überblick. So wird der Grundstein gelegt für die dritte Therapiephase, innerhalb derer der Patient dem Therapeuten sein gesamtes Leben in chronologischer Reihenfolge erzählt. Dabei sollen sämtliche Ereignisse so detailreich wie möglich geschildert werden, unabhängig davon, ob sie traumatischer Natur waren oder nicht. Gelangt der Patient dann zu einem Ereignis, welches ihn emotional aufwühlt oder stark belastet, ist es am Therapeuten, dieses Ereignis ausgiebig zu beleuchten und durch gezieltes Nachfragen auf den Patienten einzugehen.

Die Fragen zielen dabei vor allem darauf ab, fragmentierte Erinnerungen wieder zusammenzufügen und so aus einer bruchstückhaften Traumaerinnerung wieder ein ganzheitliches Erlebnis zu machen. Auf diese Art kann das Trauma verarbeitet und die Erfahrung vom Gehirn integriert werden, so dass der Patient nicht mehr unter dauerhaften Gefühlen der Bedrohung leiden muss. Dazu werden sämtliche Wahrnehmungskanäle abgefragt, die Situation begleitende Gedanken und Gefühle, Körperwahrnehmungen und die vom Patienten getroffene Bewertung der Situation. Anschließend lernt der Patient einfache Tools, die ihm helfen, die Situation in der Vergangenheit einzuordnen. Dies gelingt zum Beispiel durch ein Hervorheben der Unterschiede: „Damals war ich elf, heute bin ich vierzig", „Die Umgebung, in der das Ereignis stattfand, war eine andere als die, in der ich mich aktuell aufhalte" etc. Die gesamte Lebensgeschichte wird im Zuge der narrativen Therapie vom Therapeuten schriftlich festgehalten und kann mit dessen Einverständnis verwendet werden zur Aufklärung und Öffentlichkeitsarbeit, als Unterstützung in Asylverfahren oder in der Kinder- und Menschenrechtsarbeit. Somit können Betroffene, die eine narrative Expositionstherapie machen, indirekt auch anderen Betroffenen helfen und diese dabei unterstützen, selbst die Hilfe zu erhalten, die sie benötigen. Diese Form der Therapie kann im Übrigen auch von „Nicht-Psychologen" durchgeführt werden, da sie auch entwickelt wurde, um dem Personalmangel im psychologischen Sektor entgegenzuwirken. So können unterschiedliche Berufsgruppen, die mit traumatisierten Menschen arbeiten, die erforderliche Qualifikation, diese Therapie durchführen zu dürfen, in Form einer Zusatzausbildung erlangen.

TRAUMATHERAPIE

Hinter dem Begriff Traumatherapie verbirgt sich nicht etwa eine ganz spezielle Therapieform, sondern es handelt sich vielmehr um einen Sammelbegriff. Die unterschiedlichen Therapieansätze, die zur Behandlung von Traumata existieren, werden unter diesem Begriff zusammengefasst. Die bekanntesten und wichtigsten Formen der Traumatherapie möchte ich nun im Folgenden vorstellen.

Schonende Traumatherapie

Diese Therapieform ist darauf ausgerichtet, die emotionale Belastung für den Patienten möglichst gering zu halten und ihn gleichzeitig kontinuierlich Bewältigungserfahrungen machen zu lassen, die bereits in einer frühen Phase der Therapie beginnen. Dazu werden verschiedenste Techniken eingesetzt, die dem Patienten ermöglichen, das Trauma in einer distanzierten Form zu erleben, um so die emotionale Belastung besser dosieren zu können. Gleichzeitig werden Ressourcen erarbeitet, um mit den alltäglichen Belastungen, die durch das Trauma entstanden sind, besser umgehen zu können. Die einzelnen traumatischen Erinnerungen werden außerdem mit bestimmten Techniken, wie zum Beispiel dem Reframing, umgeformt und mit einem positiven Ende versehen. Dazu wird der Patient vom Therapeuten in die entsprechende Situation zurückgeführt, um diese noch einmal zu durchleben. Zuvor wurde gemeinsam ein alternatives, positives Ende des Erlebnisses erarbeitet, welches der Patient dann unter Anleitung statt des tatsächlichen Ablaufs erinnert. Auf diese Weise kann eine Integration traumatischer Erlebnisse gelingen und somit unter Umständen eine vollständige Heilung posttraumatischer Stresssymptome herbeigeführt werden.

Somatic Experiencing

Das Somatic Experiencing, zu Deutsch „körperliches Erfahren oder Erleben", behandelt Traumata aus einem körperorientierten Ansatz, dabei wird es besonders eingesetzt, um frühe Bindungs-, Entwicklungs- und Schocktraumata zu bearbeiten. Dieser Therapieansatz greift auf die natürlichen Selbstregulierungsprozesse des Nervensystems zurück, die nach der ursprünglichen Traumatisierung nicht stattgefunden haben. So werden Patienten in die traumatische Situation zurückgeführt und dann vom Therapeuten auf ihre Körperwahrnehmung fokussiert. So sollen natürliche körperliche Reaktionen wie Zittern, Flucht- und Abwehr- oder Kampfimpulse wiederbelebt und unter Anleitung ausgelebt werden. Da das Gehirn im Falle eines Traumas nicht erkennt, dass die Situation in der Vergangenheit liegt, kann so die fehlende körperliche Reaktion jederzeit wieder aktiviert und effektiv nachgeholt werden. Dadurch kann der inzwischen chronische, posttraumatische Stressmodus beendet und die Erfahrung integriert werden.

Psychodynamisch Imaginative Traumatherapie (PIT)

Die Psychodynamisch Imaginative Traumatherapie richtet sich vor allem an Menschen mit komplexer Traumatisierung und stark ausgeprägter, dissoziativer Symptomatik. Das macht diese Therapieform auch zur am besten geeigneten Behandlung der Dissoziativen Identitätsstörung. Die PIT ist ausgelegt auf eine lange Behandlungsdauer, weshalb sie vorwiegend in Kliniken, also im Rahmen eines längerfristigen, stationären Aufenthaltes praktiziert wird. Der Unterschied zu anderen Formen der Traumatherapie liegt vor allem darin, dass dissoziative Symptome nicht als etwas Negatives eingestuft und bekämpft werden. Stattdessen wird Dissoziation als besondere Fähigkeit gewürdigt und wertgeschätzt, die das Überleben besonders schwieriger Umstände ermöglicht. Im Rahmen dieser Therapie, welche sich in die drei Phasen der Traumatherapie aufgliedert, wird der Kontakt zur Innenwelt und den Innenpersonen gezielt aufgebaut und verbessert. Patient und Therapeut arbeiten gemeinsam auf einer Art imaginären, inneren Bühne, um verletzte Innenpersonen zu heilen und zu integrieren. Auf diese Art sollen die Fähigkeiten zur Emotions-, Affekt- und Selbstregulation des Patienten gesteigert werden.

Imagery Rescripting and Reprocessing (IRRT)

Diese Therapieform greift, ähnlich wie die schonende Traumatherapie, auf das Konzept des Reframings[23] aus der Systemischen Psychotherapie [24]und dem NLP[25] zurück. Dabei wird der Patient in seiner Vorstellung in traumatische Situationen zurückgeführt, um die damit zusammenhängenden Sinneseindrücke und Emotionen zu verarbeiten. Innerhalb dieser Imagination findet dann eine Konfrontation des Täters durch das Erwachsene-Ich des Patienten statt, die dem Zweck dient, den Täter zu entmachten und dem Patienten das Gefühl der Sicherheit und Selbstwirksamkeit zurückzugeben. Die traumatische Erinnerung erhält so einen neuen Rahmen, da sie im Geiste umgeschrieben wird. Der verletzte, meist kindliche Anteil wird dann vom Erwachsenen-Ich des Patienten emotional aufgefangen, behütet und umsorgt. Meist wird vom Patienten eine innere Welt mit einem sicheren Ort erschaffen. An diesen Ort wird der kindliche Anteil verbracht, wo er von Eltern-Figuren behütet wird, die der Patient ebenfalls erschafft. Der Therapeut übernimmt innerhalb dieses Reframings lediglich eine anleitende, führende Rolle, während die eigentliche, therapeutische Arbeit vom Patienten selbst verrichtet wird.

Eye Movement Desensitization and Reprocessing (EMDR)

Der Begriff EMDR steht als Abkürzung für Eye Movement Desensitization and Reprocessing und lässt sich mit Reprozessierung (Verarbeitung) und Desensibilisierung durch Augenbewegungen übersetzen. Die „Erfinderin", Dr. Francine Shapiro[26], entwickelte diese Therapieform Ende der 80er Jahre des letzten Jahrhunderts, dabei kam sie vollkommen zufällig auf diese Methode. Als sie eines Tages einen heftigen Streit mit einer vertrauten Person hatte und innerlich so aufgewühlt war, dass in ihrem Kopf das reinste Chaos herrschte, begab sie sich auf einen

---

[23] **Reframing:** Psychologische Methode, um den Rahmen, der ein Ereignis umgibt, mit Hilfe von Imagination zu verändern.

[24] **Systemische Psychotherapie:** Therapieansatz, der Probleme des Individuums als Probleme des gesamten Systems (z. B. Familie, Gesellschaft etc.) begreift und auf dieser Ebene zu lösen versucht.

[25] **NLP:** Neurolinguistisches Programmieren; Sammlung von Kommunikationstechniken und Methoden, die dazu dienen, die menschliche Psyche zu beeinflussen.

[26] **Dr. Francine Shapiro:** US-amerikanische Psychtherapeutin

Spaziergang in die Natur. Sie hoffte, auf diese Art den Kopf freizubekommen, doch wurde sie weiterhin von Gedanken der Wut gequält. Irgendwann bemerkte sie, dass sie die ganze Zeit ihre Augen unwillkürlich von links nach rechts bewegte, von einer Seite des Weges auf die andere. Sie wusste nicht, warum sie das tat, und war auch immer noch zu wütend, als dass es ihr gelungen wäre, damit aufzuhören. Nachdem sie eine Weile so gelaufen war, ihren Gedanken nachhängend und dabei immer noch die Augenbewegungen machend, bemerkte sie plötzlich, dass ihre Gefühle sich verändert hatten: Sie war innerlich wieder ruhig geworden. Dies war der Beginn von EMDR. Dr. Shapiro hatte eine Vermutung, was hier geschehen war, und überprüfte diese durch eine Studie. Aus dieser Studie ging schließlich die vielversprechendste und wirksamste Behandlungsform für Traumata hervor.

Warum EMDR wirkt, ist bis heute wissenschaftlich nicht erforscht, was jedoch belegt wurde, ist eine Wirksamkeit von mindestens 80 %! Bezüglich der Art der Wirkung gibt es jedoch eine sehr stimmige und logische Vermutung, die im Grunde leicht mit Hilfe eines PET-Scans überprüft werden könnte, entsprechende Studien stehen bisher jedoch leider aus. Wer den Begriff REM-Schlaf [27]kennt, kann sich möglicherweise denken, wie EMDR funktioniert. REM steht für Rapid Eye Movement, was sich mit „schnelle Augenbewegungen" übersetzen lässt. Innerhalb der REM-Phase träumen wir und Träume nutzt das Gehirn hauptsächlich zur Verarbeitung der Geschehnisse des Tages.

Dabei findet eine Synchronisation beider Hirnhälften statt, die eine reibungslose Verarbeitung überhaupt erst ermöglicht. Durch die Augenbewegungen beim EMDR wird vermutlich genau das simuliert: eine REM-Phase im wachen Zustand. Richtet man dabei die innere Aufmerksamkeit auf das traumatische Erlebnis, lenkt man das Gehirn gewissermaßen dorthin und stimuliert es, diese Erfahrung zu verarbeiten und zu integrieren. Besonders gut geeignet ist EMDR für einfache Traumatisierungen, die noch nicht lange zurückliegen. In diesen Fällen tritt die Wirkung umgehend ein, selbst im Falle schwerster Traumatisierung. Besonders effektiv wirkt diese Methode im Übrigen bei Kindern, was sich vermutlich darauf begründet, dass das Gehirn noch nicht vollständig ausgebildet ist und so weniger komplexe Strukturen vorliegen.

---

[27] **REM-Schlaf:** Rapid Eye Movements; Schlafphase, innerhalb derer wir träumen und die gekennzeichnet ist durch schnelle Bewegungen der Augen.

In seinem Buch „Die neue Medizin der Emotionen[28]" beschreibt Dr. David Servan-Schreiber[29], wie er zwei schwer traumatisierte Geschwister aus dem Kosovo mit nur einer einzigen EMDR-Sitzung heilen konnte. Der Vater wurde vor ihren Augen erschossen, das Mädchen mit einer Waffe an der Schläfe vergewaltigt. Der Junge unternahm einen Fluchtversuch mit seinem Onkel, bei dem beide von einer Granate getroffen wurden. Nur der Junge überlebte, wenn auch schwer verletzt. Seitdem wurden die Kinder von ständiger Angst gequält, die ihnen nicht erlaubte, das Haus zu verlassen, zu schlafen oder zu essen. Dr. Schreiber hatte relativ wenig Hoffnung, diesen Kindern in der begrenzten Zeit seines Aufenthaltes im Kosovo helfen zu können, doch nach nur einer Sitzung waren beide frei von Symptomen. Sie aßen wieder normal, konnten ruhig schlafen und hatten keinerlei Angst mehr, das Haus zu verlassen. Beide hatten die traumatischen Erfahrungen vollständig verarbeitet, eine Heilung, die angesichts der Signifikanz ihrer Erlebnisse an ein Wunder grenzt.

Doch nicht nur für relativ frische und einfache Traumatisierungen ist EMDR eine regelrechte Wunderwaffe, es wirkt im Grunde genauso effektiv bei komplexer Traumatisierung, selbst wenn diese viele Jahre oder Jahrzehnte zurückliegt. In solchen Fällen wird die Behandlung nur komplexer ablaufen und länger dauern. Warum dies so ist und wie sich eine EMDR-Sitzung im Detail gestaltet, darauf werde ich im Kapitel über Selbsthilfe noch zurückkommen. EMDR gehört nämlich zu den Techniken, die man problemlos allein durchführen kann. Viele Therapeuten verfahren sogar auf diese Art: Sie bringen ihren Patienten die Vorgehensweise bei und lassen diese dann allein zu Hause damit arbeiten.

---

[28] Die neue Medizin der Emotionen: Goldmann Verlag, 2006

[29] **David Servan-Schreiber:** Französischer Doktor der Psychiatrie, betrieb unter anderem zehn Jahre Grundlagenforschung in den neurokognitiven Wissenschaften.

Leben mit Trauma & Dissoziation – Selbsthilfe

Wer ein oder mehrere traumatische Erlebnisse durchlitten hat, dessen Leben ist danach nicht mehr dasselbe wie zuvor. Besonders, wenn die Traumatisierung von Betroffenen selbst nicht ernst genommen wird oder ihnen diese gar nicht bewusst ist, gleicht der Alltag häufig einem dauerhaften Trancezustand, an den man sich allzu schnell gewöhnt, ebenso wie an die zahlreichen physischen Probleme, die aus der Traumatisierung entstehen. Aus eigener Erfahrung kann ich berichten, wie einfach es ist, sich die eigenen Symptome schönzureden, selbst wenn man das Gefühl hat, überhaupt nicht mehr zu funktionieren. Dann sagt man sich eben „Das sind nur Wehwehchen, wir haben alle unser Päckchen zu tragen, reiß dich einfach zusammen!" Interessanterweise funktioniert das sogar, zumindest für eine Weile, bis der unausweichliche Zusammenbruch kommt, weil man sich wieder einmal zu lange gezwungen hat, mit gesunden Menschen mitzuhalten. Man entwickelt die unterschiedlichsten Bewältigungsstrategien, um vor sich selbst und der Außenwelt ein Bild der Normalität aufrechtzuerhalten, aber auch, um die ständige Angst, den inneren Druck, die dissoziativen Zustände und die dauernden Schmerzen überhaupt aushalten zu können.

So wird alles vermieden, was Stress und Angst macht, wodurch sich in manchen Fällen schnell ein neuer Berg an Problemen manifestieren kann, die noch mehr Stress und Angst verursachen. Viele Betroffene kennen zum Beispiel das Problem, mit der Post, die sie regelmäßig erreicht, adäquat umzugehen. Es genügt bereits, zu wissen, dass man eine Rechnung nicht bezahlen kann, und schon ist man unfähig, den Brief zu öffnen oder ihn überhaupt nur anzusehen. Also landet er irgendwo, wo man ihn nicht mehr sehen muss, und wird begraben unter einem angenehmen Mantel des Vergessens. Genauso ergeht es den darauffolgenden Mahnungen, bis man irgendwann einen Umschlag in alarmierendem Gelb in seinem Briefkasten vorfindet.

Der Brief vom Gerichtsvollzieher hat schon viele Betroffene aus diesem selbst auferlegten Vergessen gerissen, und das auf ziemlich unsanfte Art und Weise. Dieses Vermeidungsverhalten sorgt in vielen Fällen dafür, dass Betroffene von Traumafolgestörungen einen gerichtlichen Betreuer benötigen, weil sie einfach unfähig sind, mit diesen ganz alltäglichen Dingen umzugehen. So geraten viele auch in tiefe, finanzielle Schwierigkeiten, die durch die Arbeitsunfähigkeit, die in vielen Fällen früher oder später eintritt, nur noch verstärkt werden und wie eine Endstation erscheinen. Auch wenn dieses Vermeidungsverhalten rational betrachtet alles nur noch verschlimmert und den Betroffenen dies bewusst ist, können Sie meist nicht anders. Das Gefühl der eigenen Hilflosigkeit ist so stark, dass Verdrängung meist die einzige Möglichkeit wird, mit solchen Situationen oder Dingen umzugehen.

Das Leben wird zu einem ständigen Kampf ums Überleben, der auch so empfunden wird. Durch die erlebten Traumata ist das Nervensystem unfähig, zu begreifen, dass diese Erlebnisse der Vergangenheit angehören. Das wirklich Perfide daran ist, dass die daraus resultierenden Folgen dafür sorgen, dass die Gegenwart tatsächlich bedrohlich bleibt und mit Gefühlen der Ohnmacht und Ausweglosigkeit verbunden wird. Dies geschieht eben vor allem durch den Teufelskreis der Vermeidung, aber auch durch andere Bewältigungsstrategien. Wer erst einmal von der Verzweiflung gepackt wird, sucht nach Wegen, diese zu kompensieren. Dies kann geschehen durch den Konsum von Drogen, die Entwicklung von Kontrollzwängen und anderen, zwanghaften Verhaltensmustern. Schnell entstehen auf diese Art Abhängigkeiten unterschiedlichster Art, die zu einer weiteren Verschlechterung der Symptome und des Befindens führen. Auf diese Art bleibt die eigene Lebenssituation bedrohlich, und zwar eben nicht nur im subjektiven Empfinden. Finanzielle Schwierigkeiten und der Konsum von harten Drogen bedrohen immerhin die eigene Gesundheit sowie das Überleben an sich. Auch der Versuch, Hilfe zu finden, kann für Betroffene die Gefühle von Verzweiflung und Sinnlosigkeit häufig sehr verstärken. Grundsätzlich muss man sich eines klarmachen: Je länger ein Trauma unbehandelt bleibt, desto schwieriger und verfahrener wird die Situation und desto schwieriger wird es auch, diese wieder zum Besseren zu verändern. Es kostet unendlich viel Kraft und Selbstdisziplin, sich aus diesem selbstgeschaffenen Sumpf zu befreien, doch ohne Eigeninitiative geht es leider einfach nicht.

Ich selbst habe auf diese Art gut 40 Jahre meines Lebens zugebracht und von meinem heutigen Standpunkt aus viel zu viel Zeit damit vergeudet, zu leugnen, was offensichtlich ist. Es brauchte mehrere totale Zusammenbrüche, bis ich einsah, dass ich etwas ändern muss und langsam begann, ein Bewusstsein dafür zu entwickeln, was mit mir los ist. Seitdem habe ich begonnen, kontinuierlich an mir und meinen Problemen zu arbeiten. Ich will niemandem falsche Hoffnungen machen, denn Verbesserung ist zwar immer möglich und Heilung kann selbst in den schlimmsten Fällen stattfinden, doch der Weg ist lang und häufig schwierig. Was ich mir für andere Betroffene wünsche, ist, dass sie früher als ich anerkennen, dass sie Hilfe benötigen und diese Hilfe dann auch bekommen.

Da ich jedoch weiß, wie schwierig und vor allem langwierig selbst dieser erste Schritt sein kann, möchte ich dieses Kapitel nutzen, meine Erfahrungen zu teilen. Es gibt sehr viel, was man als Betroffener selbst tun kann, um seinen Zustand und damit seine Lebensumstände zu verbessern, und meist sind es viele Kleinigkeiten, die am Ende einen großen Unterschied machen. Meine gesammelten Tipps und Anleitungen zur Selbsthilfe möchte ich auf diesem Wege nun mit all jenen teilen, die den Mut in sich finden können, ihr Leben endlich in die eigene Hand zu nehmen.

DER ERSTE SCHRITT: AKZEPTANZ DER EIGENEN VERLETZUNGEN

Es gibt zwei unterschiedliche Perspektiven, aus denen Betroffene sich selbst betrachten und wahrnehmen können. Dabei entscheidet die Wahl der Perspektive maßgeblich über Lebensqualität und die weitere Entwicklung des eigenen Lebens. Die erste dieser Perspektiven lässt sich als Opferhaltung bezeichnen und sie ist grundsätzlich negativ. Man empfindet sich selbst als zerbrochen, unfähig, das eigene Leben zu bewältigen, unausstehlich, unliebbar, grundsätzlich falsch, manchmal sogar als schlechten Menschen. Da Betroffene aufgrund ihrer Störungen große Probleme in zwischenmenschlichen Beziehungen haben, werden sie in solchen Gedanken auch regelmäßig von der Außenwelt bestätigt, oder wurden es zumindest in der Vergangenheit. Man hat das Gefühl, ein Versager zu sein, eine Belastung für andere, und zieht sich immer mehr zurück.

Diese selbst gewählte Einsamkeit und das durch Dissoziation verursachte Gefühl, das Leben durch eine dicke Glasscheibe zu betrachten, ohne selbst daran teilzunehmen, erzeugen mehr und mehr Gefühle des Selbstmitleids und der Verbitterung. Es ist, als würde man sein Leben lang den Preis dafür bezahlen, was andere einem angetan haben. Dieser emotionale Sumpf ist es, aus dem die Suizidgedanken entspringen, die viele Betroffene regelmäßig quälen. Auch die vielen Begleiterkrankungen, wie Depressionen, Angststörungen etc., finden ihren Ursprung zum Teil hier.

Diese Opfer-Perspektive ist der Ausgangspunkt, an dem wir alle starten, und sie zu verlassen bzw. zu verändern, ist unumgänglich. Wer sich selbst und sein Leben auf diese Art betrachtet, manövriert sich dadurch immer tiefer in eine Sackgasse, bis es kein Entrinnen mehr gibt. Innerhalb dieser Perspektive ist man gar nicht fähig, die Dinge klar und vor allem vollständig zu sehen, denn sie erzählt schließlich nur die halbe Geschichte. Darüber hinaus sorgt diese Opferperspektive dafür, dass man Opfer bleibt, denn das Empfinden der eigenen Hilflosigkeit wird so immer wieder aufs Neue bestätigt. Betrachten wir nun also die andere, gesündere und vor allem konstruktivere Perspektive, aus der Betroffene sich selbst betrachten können und sollten. Diese andere Perspektive, die eher eine Perspektive der Eigenverantwortung und damit auch Selbstermächtigung darstellt, erzählt eine ganzheitliche Geschichte, sie erzählt ebenfalls von den furchtbaren Dingen, die man erdulden musste, aber auch davon, wie man es geschafft hat, diese zu überleben! Sie erzählt von der eigenen Stärke, einem unbändigen Überlebenswillen, von Mut und Kraft, Schwierigkeiten zu überwinden und über sich selbst hinauszuwachsen. Die eigenen Schwächen und die Dysfunktionalität, die aus den Traumata entstanden sind, reduzieren nicht den eigenen Wert, sondern erhöhen ihn sogar, denn immerhin ist man noch hier und stellt sich tagtäglich aufs Neue dem Kampf.

All die Belastungen, Einschränkungen und Probleme, die für traumatisierte Menschen zum normalen Alltag gehören, sind für gesunde, unbelastete Menschen nicht einmal vorstellbar. Dennoch macht man weiter, gibt täglich sein Bestes und gibt vor allem niemals auf! Manche Menschen benötigen ihr Leben lang Hilfe, das bedeutet jedoch nicht, dass sie es nicht wert wären. Ist ein Mensch mit einer schweren Behinderung, die tägliche Hilfe, die er benötigt, etwa nicht wert? Warum sollte für Menschen mit Traumafolgestörungen etwas anderes gelten? Man hat sich das, was einem zugestoßen ist, nicht ausgesucht, auch wenn die eigenen Gedanken der Schuld und der Scham einem manchmal etwas anderes einreden wollen. Niemand hat die Wahl, womit das eigene Leben einen konfrontiert, sondern lediglich die Wahl, wie man damit umgehen will und was man daraus macht.

Wie man sieht, handelt es sich hier um zwei völlig gegensätzliche Perspektiven, die so unterschiedlich sind, wie Tag und Nacht. Die Kluft, die dazwischen aufklafft, ist entsprechend groß, was einen Wechsel der Perspektive schwierig gestaltet. Leider ist es nicht möglich, sich einfach dafür zu entscheiden und dann die Dinge für immer aus der positiven Perspektive zu betrachten. Es ist vielmehr ein Prozess, eine Entscheidung, die täglich neu getroffen werden muss. Meistens entscheidet man sich für das Leben, für die zweite Perspektive, doch wird es immer auch dunkle Tage geben, an denen die Opferperspektive gewinnt. Auch das ist vollkommen in Ordnung, solange man sich bewusst macht, dass morgen ein neuer Tag ist, an dem man sich wieder neu entscheiden darf. Das Leben mit Traumafolgestörungen ist manchmal sehr schwer, hin und wieder auch unerträglich, und die eigenen, negativen Gedanken und Gefühle kontrollieren zu lernen, kostet enorm viel Kraft. Deshalb muss man lernen, nachsichtig mit sich zu sein, und vor allem, Mitgefühl für sich selbst zu entwickeln. Wer an dunklen Tagen diese Nachsicht mit sich aufbringen und Verständnis haben kann, bleibt so zumindest mit einem Fuß in der positiven Perspektive. So muss man sich im Grunde doch nur einmal entscheiden, dafür jedoch grundlegend. Bei dieser Entscheidung hilft vor allem, sich klarzumachen, was diese für das eigene Leben bedeutet. Die Opferperspektive führt schließlich nirgendwohin. Wer diesen Weg wählt, entscheidet sich im Grunde genommen dafür, in seiner ganz persönlichen Hölle zu leben und sogar täglich tiefer in diese Hölle hineinzugehen. Die andere Perspektive mag zwar anstrengend und mit vielen neuen Kämpfen verbunden sein, doch dieser Weg führt in die Heilung. Selbst wenn man es niemals schafft, vollständig zu heilen oder „normal“ zu sein, bringt dieser Weg dennoch eine stetige Verbesserung der eigenen Lebensqualität mit sich.

Die größte Hilfe, die man bei dieser zu treffenden Wahl jedoch meiner Ansicht nach erhalten kann, findet sich in der Unausweichlichkeit des Todes. Wir alle müssen eines Tages diese Welt verlassen und wie wollen wir dann rückblickend unser eigenes Leben betrachten, damit wir in Frieden gehen können? Die australische Palliativpflegerin Bronnie Ware hat sich an die Betten von Sterbenden gesetzt, um ihnen zuzuhören. Die Ergebnisse veröffentlichte sie in ihrem Buch „Fünf Dinge, die Sterbende am meisten bereuen[30]“ und ich möchte dieses Buch jedem, der mit seinem Leben hadert, dringend ans Herz legen. Diese fünf größten „Hätte ich bloß...“, möchte ich hier einmal kurz vorstellen, da sie dabei helfen können, die Dinge ins rechte Licht zu rücken:

1. „Ich wünschte, ich hätte den Mut gehabt, mein eigenes Leben zu leben."

Betrachten wir diese Aussage einmal aus der Perspektive eines Menschen mit Traumafolgestörungen. Sind es denn nicht gerade diese Menschen, die sich zeitlebens verbiegen, einfach, weil es Teil ihrer Überlebensstrategie war, nicht aufzufallen und nicht anzuecken? Das eigene Leben zu leben, bedeutet doch vor allem, authentisch zu sein, zu sich selbst zu stehen und sich selbst wertzuschätzen, etwas, dass traumatisierte Menschen in den meisten Fällen gar nicht können. Solange Betroffene sich nicht bewusst dafür entscheiden, diese Richtung einzuschlagen, und nicht regelmäßig daran arbeiten, diese auch beizubehalten, ist

[30] Fünf Dinge, die Sterbende am meisten bereuen: Bronnie Ware, 2013, Arkana Verlag.

Authentizität vollkommen unmöglich. Ein guter erster Schritt in diese Richtung ist das Erstellen einer Liste über die eigenen Besonderheiten. Dabei sollte man sich die Frage stellen, welche Eigenschaften, Ansichten und Interessen man an sich selbst am meisten schätzt. Im nächsten Schritt kann man dann erarbeiten, in welchen Punkten und in welchen Situationen man sich bisher zu sehr verbogen oder versteckt hat.

2. „Ich wünschte, ich hätte nicht so viel gearbeitet."

Dieser Punkt richtet sich an all jene Traumatisierten, für die Arbeit und Karriere das Wichtigste im Leben sind. Wer eine solche Einstellung pflegt, dabei aber aufgrund seiner Vergangenheit so eingeschränkt ist, dass er gar nicht mehr oder nur noch stundenweise arbeiten kann, kann nur unglücklich werden. Auch wer seinen Selbstwert ausschließlich aus seiner Arbeitskraft bezieht, kann hier nur verlieren. Eine bedeutende Karriere zu machen, mag den meisten Menschen mit Traumafolgestörungen verwehrt sein, doch sollte man sich bewusst machen, dass wir nicht leben, um zu arbeiten und Karriere zu machen. Besser sollten wir unsere Zeit nutzen, um herauszufinden, was für uns persönlich im Leben wirklich zählt. Wir sollten uns Zeit nehmen für all jenes, was das Leben tatsächlich ausmacht, dazu gehören vor allem Liebe, Freundschaft, Familie und Erfüllung. Sicher ist all dies für Betroffene ungleich schwieriger umzusetzen, doch wer es nicht einmal versucht, wird es am Ende definitiv bereuen. Betroffene von Traumafolgestörungen, die ihren eigenen Wert hauptsächlich über ihre Arbeitsfähigkeit definieren, oder jene, die immer noch versuchen, zu funktionieren wie gesunde Menschen, sollten ihre Werte deshalb überdenken. In diesen Fällen ist es lohnend, sich mit der Frage zu befassen, was für einen persönlich im Leben von Bedeutung ist, und darauf mehr Gewichtung zu legen.

3. „Ich wünschte, ich hätte den Mut gehabt, meine Gefühle auszudrücken."

Bei diesem Punkt handelt es sich um etwas, das für Betroffene von Traumafolgestörungen besonders wichtig ist, denn der Zugang zu den eigenen Gefühlen muss überhaupt erst wieder erlernt werden, bevor man den Mut fassen kann, diese auch auszudrücken. Dies ist eine der vielen, schwierigen Aufgaben, mit denen man zu kämpfen hat, was diesen Punkt jedoch auch zum besten Grund macht, nicht davor zurückzuschrecken. Wer also regelmäßig damit kämpft, sich emotional zu öffnen, und seine Gefühle zurückhält, sollte in kleinen Schritten damit anfangen. Wenn man sich erlaubt, den Menschen gegenüber, die einem wichtig sind, Zuneigung auszudrücken, erhält man entsprechendes Feedback. Das macht es mit der Zeit immer leichter, sich zu öffnen und die eigenen Emotionen auszudrücken, auch neuen Personen gegenüber.

4. „Ich wünschte, ich hätte den Kontakt zu meinen Freunden aufrechterhalten."

Ich erwähnte es bereits, dass traumatisierte Menschen dazu tendieren, sich immer mehr von anderen Menschen zu isolieren. Die Gründe dafür sind nachvollziehbar, doch leidet man nicht nur sein Leben lang unter dieser selbstauferlegten Isolation. Am Sterbebett kommt diese wie ein Bumerang zu einem zurück und macht deutlich, wie man die eigene Lebenszeit vergeudet hat, indem man der Angst immer wieder ausgewichen ist. Warum also nicht einfach diesen Moment nutzen, um einen lieben Menschen zu kontaktieren? Es mag Überwindung kosten, sich hinterher jedoch als Bereicherung erweisen.

5. „Ich wünschte, ich hätte mir erlaubt, glücklicher zu sein."

Glücklich sein mit einer Traumafolgestörung, zugegeben, das ist kein einfaches Unterfangen. Doch handelt es sich tatsächlich um eine Entscheidung, denn glücklich zu sein ist vielmehr eine Lebenseinstellung als etwas, das von äußeren Umständen abhängt. Wer seine Aufmerksamkeit regelmäßig auf die Dinge richtet, für die es sich lohnt, Dankbarkeit zu empfinden, kommt dieser Art von Glück bereits ein entscheidendes Stück näher. Das wertzuschätzen, was man hat, was man ist und was man trotz der erschwerten Umstände erreicht hat, führt auf lange Sicht zu innerem Frieden. Wer sich am Ende des Tages sagen kann, „Ich habe mein Bestes gegeben", erreicht auch leichter einen Zustand der Zufriedenheit. Lebt man nach dieser Devise, stellt sich das Glück eines Tages automatisch ein. Dabei handelt es sich vielleicht nicht um das große Glück, von dem man gelegentlich träumt, wie etwa einen Lottogewinn, sondern um etwas viel Wertvolleres. Es ist vielmehr die Zeit, die man sich nimmt, um die kleinen Freuden des Alltags zu genießen, einen sonnigen und warmen Tag, einen schönen Spaziergang oder Ausflug, oder auch Zeit, die man mit seinen Liebsten verbringt. Auf diese Dinge sollte man deshalb in Zukunft verstärkt seinen Fokus richten, dabei kann das Führen eines Dankbarkeits-Tagebuchs zum Beispiel eine gute Unterstützung sein.

An den dunklen Tagen, an denen es besonders schwerfällt, sich nicht der Opferperspektive hinzugeben und sich selbst anzunehmen und wertzuschätzen, sollte man sich diese fünf Punkte ins Bewusstsein rufen. Darüber nachzudenken, wie man von dieser Welt gehen will, ob man auf sein Leben zurückblicken und sagen kann, „Es war schwierig, aber ich habe das Beste daraus gemacht", oder ob man von dem, was hätte sein können, überwältigt wird, kann die eigene Perspektive nachhaltig verändern. Ja, wir haben furchtbare Dinge erleiden müssen und wir sind deswegen dauerhaft eingeschränkt, wir funktionieren anders und an manchen Tagen gar nicht. Aber das Leben ist noch nicht vorbei, es liegt noch viel Zeit vor uns, die wir mit anderen, besseren Dingen füllen können. Zu guter Letzt möchte ich noch etwas an all jene richten, die von einer DIS oder p-DIS betroffen sind: Das Gehirn ist nicht statisch und die Persönlichkeit damit auch nicht. Der Begriff Neuroplastizität beschreibt die Fähigkeit des Gehirns, zeitlebens neue neuronale Netzwerke zu erschaffen und beschädigte Verbindungen zu regenerieren. Das mag viel Arbeit kosten, aber es ist möglich, weshalb es auch nie zu spät ist. Integration der Persönlichkeitsanteile ist machbar und darüber hinaus ist es nicht nur negativ, wenn man „Viele" ist, statt „Einer". Auch das ist wieder eine Frage der Perspektive, denn Menschen mit DIS sind bei allen Problemen, die diese Störung mit sich bringt, auch immer etwas Besonderes, eben weil sie über viele Persönlichkeiten verfügen. Das macht sie zu sehr facettenreichen Persönlichkeiten, die über weit mehr Fähigkeiten verfügen als andere und die meist auch weit mehr zu geben haben.

GRUNDLAGEN SCHAFFEN: STABILE ALLTAGSSTRUKTUR, SELBSTFÜRSORGE, SOZIALE BEZIEHUNGEN

Da Gefühle von Überforderung und Übermüdung sowie ein mangelnder Überblick zu den stärksten Triggern zählen, ist eine entsprechende Anpassung und Strukturierung des Alltags für Betroffene unumgänglich. Dazu gehören zunächst einmal feste Zeiten, zu denen man aufsteht und schlafen geht, sowie eine regelmäßige Routine. Es sollte dringend vermieden werden, einfach so in den Tag hineinzuleben, denn wer mit psychischen Störungen lebt, schafft so viel zu großen Raum für neue Probleme. Allzu leicht gibt man sich dann einer negativen Stimmung einfach hin und nährt aufkommende Depressionen und Ängste. An solchen Tagen tut man dann im Grunde gar nichts, außer sich selbst Vorwürfe zu machen und das negative Selbstbild weiter zu bestätigen. Auch für diejenigen, die aufgrund ihrer Störung nicht arbeiten können, gibt es zahlreiche Möglichkeiten, den Tag angenehm und konstruktiv zu gestalten und sich auf diese Art eine Routine aufzubauen. So ist es am sinnvollsten, sich zunächst einmal Gedanken darüber zu machen, welche Dinge man gerne tut, die einem möglichst auch noch guttun. Dabei kann es sich um sportliche Aktivitäten handeln, kreative Arbeiten oder Spaziergänge. Tatsächlich sollten all diese Dinge von Menschen mit psychischen Störungen regelmäßig betrieben werden, da sie auch über einen hohen therapeutischen Nutzen verfügen. Aus diesem Grund existieren Dinge wie Kunst-, Musik- und Bewegungstherapie, der Nutzen ist gewissermaßen erwiesen. Auch Entspannungsübungen sollten regelmäßig in den Tagesablauf integriert werden.

Es hilft, sich einen Tagesplan zu erstellen, dem man so gut wie möglich folgt. Besonders an den schlechten Tagen, an denen man normalerweise morgens nicht einmal das Bett verlassen würde, kann ein solcher Plan eine echte Hilfe darstellen. Er bietet einen Grund, aufzustehen und weiterzumachen, und wer damit erst einmal beginnt, gerät schnell in die tägliche Routine und fühlt sich allein dadurch besser. Der wichtigste Punkt in diesem Plan sollte zudem die erste Aktivität des Tages sein. Mit dieser ersten Aktivität stellt man die Weichen für den gesamten kommenden Tag, der schließlich so positiv wie möglich verlaufen soll. Die letzte Aktivität des Tages sollte mit ebenso viel Bedacht ausgewählt werden, denn wie man den Tag beginnt und beendet, hat einen besonders starken Einfluss auf die Stressreaktionen des Körpers. Diese Tatsache ergibt sich aus einer körperlichen Funktion, die uns im Grunde helfen soll, stärkerer Belastung oder Gefahren mit so viel Energie wie möglich zu begegnen. Für Menschen mit Traumafolgestörungen kann diese Funktion sich jedoch derart negativ auswirken, dass sie in einer Negativspirale aus Angst, Depression und Vermeidung endet. Gemeint ist die Cortisolausschüttung des Körpers als Reaktion auf Sorgen und Ängste.

Hier kommen wieder die Gefühle von Überforderung und Ohnmacht ins Spiel, die nicht nur um jeden Preis vermieden werden müssen, sondern selbst bei psychisch gesunden Menschen eine entsprechende, körperliche Reaktion auslösen. Traumatisierte Menschen kämpfen jedoch tagtäglich mit diesen Gefühlen und wer nicht lernt, diese in kontrollierte Bahnen zu lenken und konstruktiv damit umzugehen, wird schnell vollkommen davon überwältigt. Wer sich abends im Bett von einer Seite auf die andere wälzt, weil die Gedanken nicht aufhören wollen, um die eigenen Probleme und Sorgen zu kreisen, aktiviert damit die sogenannte „Morgenangst". Da Sorgen und Angst das letzte sind, womit das Gehirn vor dem Einschlafen beschäftigt ist, steigt der Cortisolspiegel, der abends eigentlich am niedrigsten sein sollte, stark an und sorgt für eine schlechte Schlafqualität sowie Albträume. Dadurch aktiviert das Gehirn dann direkt beim Erwachen eine noch stärkere Cortisolausschüttung. Diese soll eigentlich dabei helfen, all die Probleme zu bewältigen, indem dem Körper mehr Energie zur Verfügung gestellt wird. Jedoch fällt sie in den meisten Fällen so überwältigend aus, dass man direkt nach dem Aufwachen in den Freeze-Modus gerät. Dann fühlt man sich einfach unfähig, den Tag zu bewältigen, und möchte sich am liebsten in ein tiefes und dunkles Loch verkriechen. Dieser körperlichen Reaktion kann man nur eines entgegensetzen: Eine entsprechende Routine, die dafür sorgt, dass die Stress- und Angstlevel so gering wie möglich gehalten werden. Deshalb gibt es einige grundsätzliche Verhaltensregeln, die bei der Planung einer geeigneten, individuellen Routine unbedingt berücksichtigt werden sollten:

• Den Tag mit Sport oder Entspannungsübungen beginnen:
Sportliche Aktivität hilft dabei, den eigenen Level an Stresshormonen zu senken, da diese durch körperliche Aktivität abgebaut werden. Dazu kann man ein kleines Workout planen, Joggen oder Fahrrad fahren oder sogar Hausarbeit verrichten, wobei man ins Schwitzen gerät. Wichtig ist, sich körperlich auszupowern und Tätigkeiten zu wählen, bei denen man nicht nachdenken muss. Körperliche Anstrengung führt nicht nur dazu, dass Stresshormone abgebaut werden, der frontale Cortex im Gehirn lässt sich dabei auch schlechter ansteuern. Dies ist der Hauptgrund dafür, dass Bewegung hilft, den Kopf freizubekommen. Deshalb stellen Bewegung und körperliche Anstrengung besonders effektive Möglichkeiten dar, wenn die Angst am Morgen überwältigend ist. Wer körperlich eingeschränkt ist und deshalb auf sportliche Aktivität verzichten muss oder dies aus anderen Gründen ablehnt, kann auf Entspannungsübungen zurückgreifen. Im Kapitel „S.O.S. Soforthilfe: Skills und Tools gegen Dissoziation", stelle ich eine Auswahl geeigneter Übungen vor.

• Auf Alkohol, Koffein und Zucker möglichst verzichten:
Alkohol, besonders, wenn er regelmäßig konsumiert wird, kann Angstgefühle verstärken und bei Menschen mit psychischen Störungen sogar dafür sorgen, dass eine Angststörung zusätzlich entsteht. Ähnlich verhält es sich mit Koffein, welches die Cortisolausschüttung stimuliert und somit ebenfalls mehr Probleme schafft, als es tatsächlich hilft. Es ist nachgewiesen, dass Koffein sowohl das Schlafverhalten als auch das Auftreten von Angst um bis zu 72 Stunden nachhaltig beeinflusst. Der Konsum von Zucker ist ein zweischneidiges Schwert. Studien haben belegt, dass bis zu 30 g am Tag wirksam gegen Depressionen oder depressive Verstimmungen sind. Alles, was darüber hinausgeht, ist für den Organismus jedoch eher schädlich. Zucker hat vielfältige, negative Auswirkungen auf den Organismus, in unserem Zusammenhang ist jedoch der Einfluss auf den Blutzuckerspiegel am relevantesten. Kohlenhydrate werden vom Körper sehr schnell in Energie umgesetzt, halten deshalb aber auch nicht sehr lange vor. Ist die Energie verbraucht, fällt der Blutzuckerspiegel ins Bodenlose und die Folge sind nicht nur Heißhungerattacken, sondern häufig auch die Ausschüttung von Cortisol. Da Zucker heutzutage sämtlichen industriell verarbeiteten Lebensmitteln zugesetzt wird, und zwar unabhängig davon, ob es sich um süße Lebensmittel handelt oder nicht, sollte man seinen Zuckerkonsum deshalb verstärkt überwachen.

- **Auf ausreichend Abwechslung achten:**
Zu viel einseitige Routine kann die Lebenslust regelrecht abtöten oder zumindest stark abstumpfen. Deshalb sollte der Tagesplan vor allem eines sein: flexibel anpassbar. Er sollte neben Dingen, die täglich erledigt werden müssen, auch Zeitfenster enthalten, in denen spontan, je nach aktuellem Bedarf, entschieden wird, auf welche Art diese gefüllt werden. Dafür kann man sich eine Auswahl an unterschiedlichen Möglichkeiten erarbeiten, wie zum Beispiel soziale Aktivitäten, Einkaufen gehen, Termine wahrnehmen, Spazierengehen etc. Gleichzeitig sollten für jeden Tag auch Ruhephasen eingeplant werden, die man für die Selbstfürsorge nutzt.

- **Selbstfürsorge:**
Selbstfürsorge bezeichnet in diesem Zusammenhang Aktivitäten, die sowohl beruhigend wirken als auch das Körpergefühl verbessern. An dieser Stelle spreche ich deshalb weder von Entspannungsübungen und Meditation noch von Sport, was gesondert eingeplant werden sollte. Es geht mir bei diesem Punkt vielmehr darum, zu lernen, sich selbst gut zu behandeln und wieder positiven Kontakt zum eigenen Körper herzustellen. Man könnte diesen Punkt deshalb auch mit „Wellness“ umschreiben, da er Dinge wie Massagen, entspannende Bäder, Gesichtsmasken und intensive Körperpflege umfasst.

- **Konstruktiv mit Sorgen und Ängsten umgehen:**
Traumatisierte Menschen erlernen einen völlig anderen Umgang mit Ängsten und Sorgen als andere. Zum einen entwickeln sie zahlreiche, ungesunde und zum Teil selbstzerstörerische Abwehr- und Kompensationsmechanismen, zum anderen verfügen sie meist über tiefsitzende Glaubenssätze, nicht in der Lage zu sein, sich selbst daraus zu befreien. Probleme und Ängste werden so gewohnheitsmäßig mit sich herumgeschleppt, immer wieder verdrängt und/oder man kaut den ganzen Tag geistig darauf herum. Dabei bewegt man sich in endlosen Gedankenspiralen, die nirgendwohin führen. Ein konstruktiver Umgang mit diesen Dingen muss von traumatisierten Menschen erst erlernt werden. Deshalb sollte man es zur Routine machen, seine Sorgen, Ängste und Probleme in einem ersten Schritt aufzuschreiben. Damit holt man sie aus dem Kopf und bringt sie in die Realität, wo sie tatsächlich bearbeitbar werden. Das Aufschreiben sollte immer in dem

Moment erfolgen, in dem die Sorgen auftauchen bzw. in dem man ihrer gewahr wird. Die Bearbeitung erfolgt dann jedoch zu einem anderen Zeitpunkt.

Aus persönlicher Erfahrung empfehle ich, wöchentlich an einem festgelegten Tag dafür eine bis zwei Stunden zu reservieren. In dieser Zeit setzt man sich hin und nimmt sich die so entstandene Sorgenliste Punkt für Punkt vor. Für jeden einzelnen Punkt wird nun ein Brainstorming gemacht, in dem man mögliche Lösungsansätze erarbeitet. Hier kann es sehr hilfreich sein, eine Person des Vertrauens mit einzubeziehen, zum Beispiel enge Freunde oder auch einen Betreuer. Die erarbeiteten Lösungsideen sollten dann nach und nach umgesetzt werden. Auf diese Art lernen Betroffene das Gefühl von Selbstwirksamkeit kennen und arbeiten aktiv daran, das Gefühl der eigenen Hilflosigkeit zu unterminieren. Gleichzeitig wird es so mit der Zeit immer leichter, Gedankenspiralen, die sich um Sorgen und Ängste drehen, zu beenden. Immerhin weiß man dann: Der Punkt ist festgehalten und wird bearbeitet, es gibt also keinen Grund mehr, ihn die ganze Zeit im Kopf zu behalten. So schafft man Raum für positivere Gedanken, verliert weniger Energie und stimuliert nicht ständig eine erneute Cortisolausschüttung.

• Schlafhygiene:

Die allermeisten Betroffenen von Traumafolgestörungen haben mit massiven Schlafstörungen zu kämpfen, die vor allem auf Hypervigilanz basieren. Die Ursachen hierfür anzugehen, kann man vor allem durch regelmäßige sportliche Aktivitäten und Entspannungsübungen erreichen, eine gute Schlafhygiene hilft dabei jedoch zusätzlich. Dazu gehört vor allem, in den letzten zwei Stunden vor dem Schlafengehen auf bestimmte Dinge zu verzichten: zu helles Licht, aufregende oder aufwühlende Fernsehsendungen oder Lektüre, Koffein und Alkohol, anregende Gespräche oder gar Streitereien. Vielmehr sollte diese Zeit bewusst genutzt werden, um zur Ruhe zu kommen. Leichte Lektüre, Entspannungs- oder Beruhigungstee, gedämpftes Licht und ein wenig Selbstfürsorge sind ideal, um den Tag auf gesunde Weise ausklingen zu lassen. Darüber hinaus sollte im Schlafzimmer auf eine gute und ausreichende Belüftung und eine möglichst kühle Temperatur geachtet werden, ideal sind hier zwischen 16 °C und 18 °C. Auch das Bett selbst sollte geeignet sein, einen erholsamen Schlaf zu fördern, so sollte die Matratze bequem und nicht durchgelegen und die Bettwäsche frisch sein.

Neben der alltäglichen Routine existiert noch eine weitere, wichtige Grundlage, die für Betroffene von Traumafolgestörungen besonders wichtig ist: soziale Beziehungen. Traumatisierte Menschen haben meist eine starke Tendenz zum sozialen Rückzug, der unbedingt bewusst entgegengewirkt werden sollte. Darüber hinaus gilt es jedoch auch, die Qualität der Beziehungen einmal unter die Lupe zu nehmen und sich bewusst zu machen, dass Qualität über Quantität geht. Besonders die in diesem Buch angesprochene Personengruppe hat meist einen nicht unerheblichen Anteil an toxischen Beziehungen in ihrem Leben. Diese sorgen dafür, dass negative Glaubenssätze aufrechterhalten und die Stressreaktion des Körpers ständig mit neuem Treibstoff versorgt wird. Über toxische Beziehungen und die Frage, wie man sich daraus befreit, existiert bereits eine Vielzahl an geeigneter Literatur, die ich jedem Leser dringend ans Herz legen möchte. Deshalb werde ich hier nicht auf die zahlreichen „Red Flags" hinweisen, die eine solche Beziehung entlarven können. Vielmehr möchte ich eine kleine Übersicht an Merkmalen bieten, die eine gesunde Beziehung kennzeichnen. Mit Hilfe der folgenden Fragen kann jeder Leser so für sich überprüfen, wie es um seine Beziehungen steht. Je mehr dieser Fragen mit einem Nein beantwortet werden, desto dringender sollte etwas an der entsprechenden Beziehung verändert werden, zum Beispiel, indem man Abstand von der Person nimmt oder, falls nötig, den Kontakt vollständig abbricht.

1. Verbessert sich meine Stimmung (in der Regel, jeder kann mal einen schlechten Tag haben), wenn ich mit der entsprechenden Person Zeit verbringe?
2. Empfinde ich die gemeinsam verbrachte Zeit auf irgendeine Art als Bereicherung meines Lebens oder Alltags?
3. Wirkt die Person unterstützend und aufbauend auf mich ein?
4. Ist die Person verständnisvoll und nimmt Rücksicht auf meine Bedürfnisse?
5. Werden meine Grenzen respektiert?
6. Besteht ein ausgewogenes Verhältnis zwischen Geben und Nehmen?

Selbst wenn nach dem Abarbeiten dieser Liste herauskommt, dass kaum oder gar keine sozialen Kontakte übrigbleiben, wenn man die nötigen Konsequenzen umsetzt, empfehle ich, es dennoch zu tun. Keine toxischen Beziehungen mehr im Leben zu haben, ist die Grundvoraussetzung dafür, eines Tages das Ziel der

Heilung überhaupt erreichen zu können. Der Lohn dafür zeigt sich jedoch schon viel früher, vor allem in gesteigerter Energie, weniger Ängsten, Sorgen und negativen Gedanken über sich selbst. Darüber hinaus wird Raum geschaffen, endlich wertvolle und gesunde Beziehungen aufzubauen, die unterstützend wirken und das Leben tatsächlich bereichern.

THEMA ERNÄHRUNG – WELCHE NÄHRSTOFFE SIND FÜR TRAUMATISIERTE BESONDERS WICHTIG UND HILFREICH?

Im Kapitel über Trauma aus physiologischer Sicht habe ich bereits angesprochen, dass posttraumatischer Stress Mangelerscheinungen begünstigen oder sogar verursachen kann. Zahlreiche Studien haben nachgewiesen, dass es Patienten mit psychischen Störungen wie Angstzuständen, Zwangserkrankungen und Depressionen häufig an ganz bestimmten Nährstoffen mangelt und dass eine Supplementierung mit diesen Nährstoffen ihre Symptome lindern kann. Diese Tatsache ist absolut relevant, auch wenn es in diesem Buch vorrangig um Trauma und Dissoziation geht. Die eben genannten Störungen treten bei den allermeisten Betroffenen als Begleiterscheinung auf. Deshalb ist es absolut sinnvoll, zu wissen, auf welche Nährstoffe in der persönlichen Ernährung verstärkt geachtet werden und welche man am besten zusätzlich als Nahrungsergänzungsmittel einnehmen sollte. Besonders, wenn Darmerkrankungen oder Verdauungsprobleme vorliegen, kann hier eine absolute Notwendigkeit bestehen, sich mit diesem Thema auseinanderzusetzen. Ein gestörter oder dysfunktionaler Darm kann Nährstoffe nicht ausreichend resorbieren, weshalb Nahrungsergänzungsmittel eine besonders wichtige Funktion erfüllen können. Im Folgenden werde ich eine Liste aus Vitaminen, Neurotransmittern und Mineralstoffen präsentieren, die nachgewiesen einen starken Effekt auf die Psyche haben. Das Gute an diesen Stoffen ist, dass sie mit geringen Ausnahmen nebenwirkungsfrei sind. Dennoch sollten Betroffene hier mit Bedacht handeln, einige Stoffe können bei Überdosierung auch gesundheitsschädlich wirken, worauf im Folgenden auch immer hingewiesen wird. In diesen Fällen ist es sinnvoll, die Einnahme mit einem Arzt oder Heilpraktiker abzuklären.

Man benötigt kein Rezept und sie sind relativ günstig zu erwerben. Damit bietet sich eine gute und vor allem gesunde Alternative zu den gängigen Psychopharmaka, die lediglich die Symptome bekämpfen und über zahlreiche Nebenwirkungen verfügen. Mit Vitaminen und Mineralstoffen kommt man einer Ursachenbehandlung so nahe wie überhaupt nur möglich. Bevor wir uns diese Stoffe aber im Detail ansehen, möchte ich zunächst noch auf einige grundlegende Fakten zum Thema Ernährung hinweisen, die besonders für psychisch erkrankte Menschen relevant sind, nämlich die Risiken, die industriell verarbeitete Lebensmittel mit sich bringen. Diese zeichnen sich nämlich nicht nur durch einen besonders niedrigen Nährstoffgehalt aus, sondern enthalten auch eine ganze Reihe von Zusätzen, die sich negativ auf die Gesundheit auswirken. Bei einem dieser Zusätze handelt es sich um einen Stoff, der nachgewiesen die Gehirnchemie so weit durcheinanderbringt, dass er Stress verursacht und süchtig macht: der Geschmacksverstärker Natriumglutamat. Dieser Stoff ist chemisch verwandt mit dem Neurotransmitter Glutamat, der in höheren Dosen neurotoxisch wirkt, also die Nervenzellen schädigt. Glutamat ist außerdem ein Gegenspieler des Neurotransmitters GABA, ein Stoff, über den ich ebenfalls bereits geschrieben habe und welcher in der folgenden Liste noch etwas genauer vorgestellt wird. Zu viel Glutamat sorgt für einen Mangel an GABA und fördert damit die Symptome von Depressionen, Angst und Stress.

Die nun folgende Liste basiert auf verschiedenen Studien, die im Zusammenhang mit psychischen Störungen und Nährstoffmangelerscheinungen durchgeführt wurden.

- **Vitamin C (Ascorbinsäure):**

Dieses Vitamin ist vor allem für seine Wirkung auf das Immunsystem bekannt, welche Bedeutung es für unsere Psyche hat, ist dagegen den wenigsten Menschen geläufig. Studien zufolge weisen Menschen mit geringem Vitamin-C-Spiegel erheblich stärkere, depressive Symptome auf als Menschen, die ausreichend damit versorgt sind. Die Einnahme von 500 mg Vitamin C täglich verringert nachgewiesen Angstgefühle und verbessert die geistige Leistungsfähigkeit. Die besten Vitamin-C-Lieferanten stellen Kohlgemüse und Zitrusfrüchte dar, vor allem bei Kohlsorten sollte jedoch darauf geachtet werden, dass dieses Vitamin sehr hitzeempfindlich und außerdem wasserlöslich ist. Deshalb sollten Vitamin-C-

Lieferanten am besten roh verzehrt werden. Eine zu hohe Aufnahme dieses Vitamins kann Durchfall auslösen, deshalb sollte man sich an die geeignete Dosis langsam herantasten. Die deutsche Gesellschaft für Ernährung (DGE) empfiehlt täglich 100 mg, bis zu 1000 mg pro Tag sind jedoch unbedenklich. Wie viel der eigene Körper tatsächlich benötigt, hängt jedoch von individuellen Faktoren ab. Meine Empfehlung ist eine Anfangsdosis von 500 mg, dic dann je nach Bedarf verringert oder erhöht werden kann. Da besonders Vitamin C heutzutage in sehr vielen Lebensmitteln zugesetzt wird, sollte man außerdem vor Beginn einer Einnahme die eigene Ernährung überprüfen, um abschätzen zu können, welche Mengen man ohnehin schon zu sich nimmt.

• B-Vitamine:

Durch diverse Studien konnte inzwischen nachgewiesen werden, dass ein Mangel an B-Vitaminen Symptome von Angststörungen und Depressionen verursachen oder bereits bestehende Symptomatiken erheblich verstärken kann. Generell führt ein Mangel an Vitaminen des B-Komplexes zu einer deutlichen Verminderung der kognitiven Leistungsfähigkeit und damit zu Symptomen wie Erschöpfungszuständen, Konzentrationsschwierigkeiten und chronischer Müdigkeit. Unser Körper benötigt die Vitamine dieser Gruppe vor allem, um die Leitfähigkeit und damit die Funktion des zentralen Nervensystems aufrechtzuerhalten. Dadurch lässt sich erklären, warum gesunde, psychische Funktionen überhaupt nur dann möglich sind, wenn dem Körper eine ausreichende Menge dieser Vitamine zur Verfügung gestellt wird. Auch für den Energiestoffwechsel sind die B-Vitamine unentbehrlich, bedenkt man nun, dass Hypervigilanz zu einem deutlich gesteigerten Bedarf an Vitaminen und Mineralstoffen führt, lässt sich einfach erklären, warum B-Vitamine so großen Einfluss auf psychische Erkrankungen haben. Durch die ständige Alarmbereitschaft des Körpers werden Unmengen dieser Vitamine benötigt. Es entsteht ein chronischer Mangel, der dann weitere Symptome verursacht. Statt Psychopharmaka sollten Betroffene deshalb zunächst testen, ob sie nicht einfach an starken Mangelerscheinungen leiden.

Dies lässt sich durch einen Bluttest beim Arzt nachweisen, der allerdings nicht von den Krankenkassen bezahlt wird. Genauso gut lässt sich ein Mangel feststellen, indem entsprechende Vitamine eingenommen werden. Bessern sich die relevanten Symptome, ist die Antwort offensichtlich. Überdosieren kann man dabei lediglich Vitamin B6, was zu Nervenschädigungen führen kann. Deshalb ist die Tageshöchstdosis hier auf 500 mg festgelegt. Aus meiner eigenen Erfahrung kann ich die hoch dosierten Vitamin-B-Komplex-Trinkkuren empfehlen, die im Handel erhältlich sind. Es kann eine Weile dauern, bis eine spürbare Wirkung eintritt, so musste ich persönlich drei Wochen lang täglich eine solche Trinkkur einnehmen, der dann eintretende Effekt bewirkte jedoch einen Unterschied wie Tag und Nacht. Die Tatsache, dass der Wirkungseintritt sich derart verzögern kann, lässt sich vermutlich darin begründen, dass einige Vitamine im Körper als Depot gespeichert werden (zum Beispiel Vitamin B12). Besteht ein Mangelzustand und dem Körper wird der fehlende Stoff wieder zugeführt, wird ein Großteil dessen genutzt, um zunächst die Depots wieder aufzufüllen. Ergebnisse aus der Humanforschung haben deutlich aufgezeigt, dass ein Großteil der Bevölkerung der westlichen Kulturländer Mangelzustände bezüglich des B-Vitamin-Komplexes aufweisen. Deshalb ist eine regelmäßige Einnahme, die weit über den von der Regierung empfohlenen Werten liegt, besonders im Hinblick auf die Hirngesundheit zu empfehlen.

- **Vitamin D3 und K2:**

Vitamin D3 ist den meisten Menschen wohl bekannt im Zusammenhang mit Osteoporose und der sogenannten Winterdepression, doch kann dieses Vitamin noch weit mehr. Es ist an enorm vielen Stoffwechselvorgängen beteiligt und in sämtlichen Organen unseres Körpers zu finden. Zu den vielfältigen Aufgaben dieses Vitamins und seiner Bedeutung für die psychische Gesundheit kommen wir gleich noch, zunächst möchte ich jedoch auf das Vitamin K2 eingehen. Dieses ist weit weniger Menschen bekannt und tatsächlich hat es erst in den letzten Jahren seinen Weg in zumindest einige D3-Präparate gefunden. Wissenschaftlich auch als *Menachinon* bezeichnet, handelt es sich hier um ein Vitamin, das der Körper selbst produziert, in der Darmflora. Dies kann jedoch nur bei einer intakten Darmflora geschehen, ein Thema, dem wir uns noch widmen werden. Mangelzustände aufgrund dieses Stoffes können über die Nahrung nicht ausreichend ausgeglichen werden und haben weitreichende Folgen für den Organismus. Den Grund finden wir in seiner Aufgabe, die in der Verwertung von Calcium liegt, was uns wiederum zu Vitamin D3 und dem Zusammenhang zwischen diesen beiden Stoffen bringt. D3 ist unter anderem zuständig für die Calciumaufnahme im

Körper und bei einem ausreichend hohen D3-Spiegel nimmt der Organismus davon so viel aus der Nahrung auf wie nur möglich.

Ist jetzt aber nicht genügend K2 vorhanden, um dieses Calcium auch zu verwerten, passieren zwei Dinge: Zunächst einmal sinkt der Magnesiumspiegel ab, zudem wird das nicht verwertbare Calcium in den Gefäßen und Organen abgelagert. Dieses Calcium-Plaque betrifft dabei in besonderem Maße unser Gehirn, da es in seiner Funktionalität am stärksten darunter leidet. Wer also Vitamin D3 einnimmt, sollte unbedingt gleichzeitig K2 nehmen, um dieser schädigenden Wirkung vorzubeugen. K2 ist nicht überdosierbar, weshalb eine zusätzliche Einnahme auch dann nicht schadet, wenn die Darmflora intakt ist, man geht lediglich auf Nummer sicher. Vitamin D3 ist darüber hinaus von großer Bedeutung für das hormonelle Gleichgewicht und stellt die Grundlage für die Funktionsfähigkeit des Immunsystems dar. Es bestimmt über unsere Belastungsfähigkeit und Vitalität sowie unser Wohlbefinden. Für die kognitiven Fähigkeiten ist es ebenfalls von grundlegender Bedeutung, ein Mangel an D3 verursacht Konzentrationsschwierigkeiten, Probleme beim Denken und kann sogar das Sprachzentrum negativ beeinflussen. Eine Tatsache, die ich bei mir selbst immer wieder feststellen muss, denn einen Mangel an D3 bemerke ich spätestens dann, wenn ich plötzlich nicht mehr schreiben kann, weil ich nur noch verdrehte Buchstaben produziere. Neben einem starken Mangel an Energie und Dauermüdigkeit verursacht ein Mangel außerdem das paradoxe Symptom von Schlafstörungen, so ist man den ganzen Tag todmüde, bei gleichzeitiger Unfähigkeit, zu schlafen. Auch nervöse Überreiztheit und Antriebslosigkeit werden durch Mangelzustände verursacht.

Tatsächlich ist es bei Vitamin D3 ähnlich wie bei der Vitamin-B-Gruppe, viele Menschen in den Industrieländern weisen eine starke Unterversorgung damit auf. Der Körper kann es nicht selbst herstellen und eine Zufuhr über die Nahrung ist in ausreichender Menge nicht möglich. Nur wenige Lebensmittel enthalten D3 in lediglich viel zu geringen Mengen, dazu gehören vor allem fettreiche Fischsorten wie Lachs und Hering, außerdem Eier, Käse, Butter und Leber. Grundsätzlich wird Vitamin D3 über die Haut synthetisiert, sobald diese mit Sonnenlicht in Berührung kommt. Das dürfte wohl der Hauptgrund für die Unterversorgung der meisten Menschen sein, denn der westliche Lebensstil bietet nicht ausreichend Raum, sich längere Zeit mit unbedeckter Haut in der Sonne aufzuhalten. Erschwerend kommt noch hinzu, dass die Sonneneinstrahlung in nordeuropäischen Ländern einfach nicht ausreicht, um den Jahresbedarf an D3 decken zu können. Deshalb ist es besonders für Menschen mit psychologischen Störungen unerlässlich, dieses Vitamin in Kombination mit K2 als Nahrungsergänzungsmittel einzunehmen. Bezüglich der Dosierung herrschen allerdings stark unterschiedliche Ansichten. So gibt die Deutsche Gesellschaft für Ernährung 800 IE (internationale Einheiten) pro Tag an, andere Quellen sprechen von 6000 bis 8000 IE pro Tag. Einige Mediziner vertreten sogar noch weit höhere Dosen.

Hierzu sollte zunächst einmal deutlich gemacht werden, dass die benötigte Menge sehr individuell ist. Raucher benötigen zum Beispiel weit höhere Mengen, da durch das Rauchen viele Vitamine aufgezehrt werden. Da Vitamin D3 besonders für den Energiestoffwechsel von großer Bedeutung ist, kann man davon ausgehen, dass andauernde Hypervigilanz auch einen enorm hohen Bedarf an D3 (sowie anderen Vitaminen und Mineralstoffen) erzeugt. D3 kann jedoch auch überdosiert werden. Deshalb empfehle ich, zunächst einen Bluttest durchzuführen, um den tatsächlichen Zustand des Vitamin-D3-Spiegels zu erfahren und sich dann vorsichtig an die benötigte Dosis heranzutasten. Einen Test bezahlt die Krankenkasse nur in seltenen Ausnahmefällen, es ist weit günstiger, diesen zum Beispiel über Amazon als Selbsttest zu beziehen. Die Firma *Cerascreen* bietet dort eine ganze Reihe unterschiedlicher Tests an, die zu Hause durchgeführt werden können und dann in ihren Labors ausgewertet werden. Zusammen mit dem Ergebnis erhält man auch gleich eine Dosierungsempfehlung und nach einer gewissen Zeit kann und sollte man durch einen zweiten Test bestimmen, ob die Dosierung passt. Nur um einmal zu verdeutlichen, wie individuell die benötigte Tagesdosis an diesem Vitamin sein und wie stark sie von den gängigen Empfehlungen abweichen kann, möchte ich hier einmal meinen eigenen Bedarf preisgeben. Dieser hat sich auf 20000 IE täglich ermitteln lassen und sobald ich nur eine Woche die Einnahme auslasse, schreibe ich wieder Buchstabensalat. Ich kann an dieser Stelle nur vermuten, dass dieser enorm hohe Bedarf vor allem auf Hypervigilanz zurückzuführen ist, da ich von anderen Betroffenen ähnliche Berichte kenne.

• Magnesium:

Magnesium ist beteiligt an hunderten von Körperfunktionen und wird vor allem benötigt zur stabilen Funktion und Regeneration des Nervensystems. Gemeinsam mit D3 bildet es die Grundlage der Energieversorgung des Körpers. Hier wird wieder deutlich, wie ein Zustand der Hypervigilanz, verursacht durch posttraumatischen Stress, den Bedarf drastisch erhöhen kann, so dass eine ausreichende Zufuhr durch die Nahrungsaufnahme allein nicht mehr gedeckt werden kann. Wird nun auch Calcium eingenommen oder D3, was zu einer erhöhten Calciumaufnahme führt, sinkt der Magnesiumspiegel, was durch eine Studie belegt wurde. Eine weitere Studie ermittelte, dass die Einnahme von 450 mg täglich depressive Symptome genauso effektiv bekämpft wie gängige Antidepressiva. Eine dritte Studie stellte eine deutliche Zunahme von Angstsymptomen bei Magnesiummangel fest. Auch hier kann der tatsächliche Bedarf jedoch sogar noch höher liegen als die 450 mg, die von der ersten Studie festgestellt wurden, weshalb es sich empfiehlt, den eigenen Bedarf auszutesten. Eine Überdosierung lässt sich schnell feststellen, da sich diese durch Durchfall äußert.

• Zink:

Zink ist ein lebenswichtiges Spurenelement, welches vom Körper als Grundbaustein für diverse Enzyme benötigt wird. Es ist beteiligt an einer Vielzahl biologischer Prozesse im Körper, wie etwa an der Blutzuckerregulation, der Bildung von Hämoglobin[31], der Immunabwehr, dem Zellwachstum, der Wundheilung und Spermienbildung, an antioxidativen Prozessen, dem Transport von Sauerstoff und Kohlendioxid im Blut sowie an der Hormonbildung. Auch wenn es laut dieser Liste nicht danach aussieht, ist Zink jedoch ebenfalls sehr wichtig für die mentale Gesundheit, was sich möglicherweise in seiner Beteiligung an der Hormonbildung begründen könnte. So haben Studien belegt, dass Zinkmangel in Verbindung steht mit der generalisierten Angststörung sowie mit Zwangsstörungen und Depressionen. Eine ausreichende Zufuhr von Zink sollte im Normalfall über eine gesunde Ernährung problemlos gegeben sein. Inwieweit sich Hypervigilanz auf den Bedarf auswirken könnte, ist nicht erforscht, jedoch können auch eine

---

[31] **Hämoglobin:** Roter Blutfarbstoff, der für die Sauerstoffaufnahme im Blut verantwortlich ist.

gestörte Darmflora oder Darmerkrankungen einen Zinkmangel verursachen. Darüber hinaus tendieren auch Vegetarier und Veganer zu Zinkmangel, da dieser Stoff vor allem in Fleisch enthalten ist. Auch wenn er in pflanzlicher Kost ebenfalls vorkommt, existiert er dort in einer Form, die vom Organismus weit schlechter und somit geringer resorbiert werden kann. Die Empfehlungen zur Tagesdosis sind bei Zink relativ individuell, da sie von verschiedenen Faktoren abhängt. Wer viel Fleisch und wenig Vollkornprodukte sowie Hülsenfrüchte verzehrt, kommt mit einer Dosis von 330 mg pro Tag aus. Wer sich vollwertig ernährt, also Fleisch und Fisch in ausgewogener Menge mit Vollkornprodukten und Hülsenfrüchten zu sich nimmt, benötigt eine höhere Tagesdosis von 660 mg. Wird der Eiweißbedarf ausschließlich über pflanzliche Produkte gedeckt, steigt die benötigte Tagesdosis auf 990 mg.

- **Kalium:**

Der Mineralstoff Kalium ist vor allem für das zentrale Nervensystem von großer Bedeutung, er beeinflusst die elektrische Erregbarkeit der Zellen. Auch für die Herzgesundheit spielt Kalium deshalb eine wichtige Rolle. Ein Mangel kann sich deutlich auf die Psyche auswirken, wenn auch indirekter Natur. Da ein solcher Mangelzustand Herzrhythmusstörungen und Herzstolpern verursacht, in Kombination mit erhöhter nervöser Anspannung, entstehen als Nebenprodukt häufig Angstzustände und Panikattacken. Die Symptomatik kann leicht mit Angina Pectoris[32] verwechselt oder als einfache Panikattacke abgeschrieben werden. Doch ist ein starker Mangel an Kalium tatsächlich lebensbedrohlich, genauso wie eine Überversorgung. Relevant für traumatisierte Menschen ist diese Information wieder einmal aufgrund der Hypervigilanz. Diese besteht ja aufgrund einer dauerhaft erhöhten Cortisolausschüttung, was wiederum den Aldosteronspiegel[33] steigen lässt. Infolgedessen werden jedoch Kalium und Magnesium vermehrt ausgeschieden. Betroffene von Traumafolgestörungen sollten deshalb ihren Kaliumspiegel im Blick haben und bei Problemen mit dem Herzen, wozu auch Bluthochdruck gehört, regelmäßig ein Kaliumpräparat einnehmen. Empfehlenswert sind hier Kombiprodukte aus Magnesium und Kalium.

---

32 **Angina Pectoris:** krampfartige Verengung der Herzkranzgefäße
33 **Aldosteron:** Steroidhormon

• Omega 3:

Bei Omega 3 handelt es sich um mehrfach ungesättigte Fettsäuren, die vor allem in Fisch vorkommen. Wie viel Fett und welche Art davon wir regelmäßig aufnehmen, hat einen großen Effekt auf unser Gehirn, denn dieses besteht zu zwei Dritteln aus Fettsäuren. Die Membranen der Nervenzellen, also ihre Außenhüllen, werden aus den Fettsäuren gebildet, die wir mit der Nahrung aufnehmen. Handelt es sich dabei um vorwiegend gesättigte Fettsäuren, wird die Kommunikationsfähigkeit der Neuronen untereinander erheblich eingeschränkt. Im Gegensatz dazu sorgt eine Ernährung mit vorwiegend ungesättigten Fettsäuren und vor allem Omega 3 für geschmeidige Neuronenmembranen, durch die Reize weit effektiver geleitet werden können. Zahlreiche Studien belegen darüber hinaus, dass eine erhöhte Zufuhr von Omega-3-Fettsäuren die Symptome von Depressionen und Angststörungen lindern und in einigen Fällen sogar vollständig heilen kann. Dies betrifft vor allem die bipolare Störung, auch bekannt als manische Depression sowie die postnatale Depression. Somit gehört Omega 3 vielleicht nicht zu den wichtigsten Nährstoffen, auf die traumatisierte Menschen achten sollten, hilfreich ist er jedoch allemal.

• GABA:

Über GABA habe ich in diesem Buch bereits häufiger gesprochen und nun kommen wir endlich ausführlich dazu, was es mit diesem Stoff auf sich hat. GABA steht als Kurzform für Gamma-Amino-Buttersäure (engl. **g**amma-**a**mino-**b**uttric-**a**cid) und stellt einen der wichtigsten Neurotransmitter im Gehirn dar. Es hat eine dämpfende Funktion und baut als Gegenspieler von Glutamat aktiv Stresshormone ab, außerdem reguliert es den Schlafrhythmus und ist in der Lage, übermäßige Denkvorgänge herunterzufahren, wodurch es auch eine aktiv beruhigende Funktion hat. Was für traumatisierte Menschen wichtig zu wissen ist, ist die Tatsache, dass die Neuronen in unserem Gehirn über sogenannte Rezeptoren für unterschiedliche Neurotransmitter verfügen. Diese lassen sich als „Andockstellen“ für den jeweiligen Stoff beschreiben, die bestimmte Vorgänge aktivieren können. Somit hat jeder Neurotransmitter eigene Rezeptoren, über die er seine Wirkung entfalten kann. Nun existiert eine bestimmte Gruppe von Medikamenten, die besonders bei Angst- und Schlafstörungen, aber auch Hypervigilanz zum Einsatz kommt: die sogenannten Benzodiazepine. Das bekannteste Medikament dieser

Gruppe dürfte wohl Diazepam (Valium) sein, doch auch Lorazepam (Tavor) gehört dazu. Diese Mittel werden vor allem in psychiatrischen Kliniken gerne eingesetzt, um Patienten ruhigzustellen und einer Suizidgefährdung entgegenzuwirken. Benzodiazepine bewirken jedoch relativ schnell eine Abhängigkeit, weshalb sie nicht zur Langzeiteinnahme geeignet sind.

Benzodiazepine wirken allerdings, indem sie die GABA-Rezeptoren im Gehirn besetzen und somit die Wirkung von GABA verstärkt simulieren. Der Effekt, den diese Medikamente hervorrufen, lässt sich somit tatsächlich durch die Einnahme von GABA erreichen, und zwar ohne die Gefahr der Entstehung einer Abhängigkeit. Aus persönlicher Erfahrung erzielen 3000 mg GABA täglich einen Effekt, der vergleichbar mit dem von 10 mg Diazepan ist. Zwar liest man immer wieder, dass GABA nicht die Blut-Hirn-Schranke überwinden kann und eine orale Einnahme somit wirkungslos sei, jedoch stellt sich die Frage, wie es dann überhaupt ins Gehirn gelangen kann, wo es doch fast ausschließlich in Darm und Bauchspeicheldrüse produziert wird. In einem Eigenversuch konnte ich eine stark beruhigende und schlaffördernde Wirkung durch die Einnahme von GABA feststellen, die mir auch von anderen Betroffenen von Traumafolgestörungen bestätigt wurde.

Somit empfehle ich GABA vor allem als Hilfsmittel gegen akute Schlafstörungen und Zustände der Hypervigilanz mit all ihren Auswirkungen. Darüber hinaus sollten sich Betroffene auch bewusst machen, dass Hypervigilanz auch einen Mangel an diesem Stoff erzeugen kann, da sich dieser Zustand nun einmal verheerend auf die Darmflora auswirkt. GABA als Nahrungsergänzungsmittel ist in Drogerien üblicherweise nicht erhältlich und in Apotheken meist überteuert, weshalb die beste Bezugsquelle hierfür Amazon darstellt.

• Probiotika

Die Bedeutung der Darmgesundheit und einer intakten Darmflora kann besonders im Zusammenhang mit posttraumatischem Stress nicht genug betont werden, deshalb möchte ich an dieser Stelle kurz darauf eingehen, wie man gezielt zu seiner Darmgesundheit beitragen kann. Hierfür ist es auch wichtig, zu wissen, wodurch diese ebenfalls stark beeinträchtigt werden kann: Antibiotika. Sowohl bei Antibiotika als auch bei Penicillin handelt es sich um Mittel, die bakterienabtötend wirken, dabei machen diese Stoffe jedoch keinen Unterschied zwischen

„guten“ und „schlechten“ Bakterien. Das bedeutet: Mit jeder Einnahme von Antibiotika wird ein Großteil der Darmflora abgetötet und muss vom Körper erst wieder regeneriert werden. Leider wird von den allerwenigsten Medizinern darauf hingewiesen, wenn Antibiotika verordnet werden, und viele Mediziner setzen diese zudem zu häufig und unnötig ein. Wer also an posttraumatischem Stress leidet und innerhalb der letzten zwölf Monate Antibiotika oder Penicillin eingenommen hat, kann davon ausgehen, dass es sehr schlecht um seine Darmgesundheit steht. Die gute Nachricht lautet jedoch, dass man die Darmflora aktiv wieder aufbauen kann, und zwar mit Hilfe einer probiotischen Kur. Eine solche Kur ist sowohl in Drogerien, Apotheken als auch Online-Kaufhäusern wie Amazon erhältlich und in diesem Fall rate ich von den günstigen Produktvarianten tatsächlich ab. Eine gute probiotische Kultur sollte mindestens zwischen sechzehn und achtzehn verschiedene Kulturen mit etwa zwei Milliarden lebensfähigen Keimen pro Kapsel enthalten.

Die Kapseln sollten außerdem magensaftresistent sein, damit die Bakterien auch tatsächlich erst im Dickdarm freigesetzt werden und es nicht zu einer Fehlbesiedelung im Dünndarm kommt. Bezüglich des Zeitraums der Einnahme gilt allgemein, diese täglich für mindestens einen Monat durchzuführen. Jedoch ist die Anwendungsdauer erfahrungsgemäß relativ individuell und vom Zustand der Darmflora abhängig. So kann in einigen Fällen eine bis zu dreimonatige tägliche Einnahme sinnvoll sein. Wer eine solche Kur macht, wird nach einer gewissen Zeit eine deutliche Verbesserung seines Allgemeinzustands feststellen und sollte auch erst dann die Einnahme beenden. Tritt auch nach mehreren Monaten keine Besserung ein, wäre eine medizinische Abklärung sinnvoll, da dann möglicherweise eine Darmerkrankung oder eine Nahrungsmittelunverträglichkeit vorliegen könnte, die die Wirksamkeit der Kur beeinträchtigt.

Zum Thema Nahrungsergänzungsmittel möchte ich abschließend noch eines mit auf den Weg geben. Hier gilt die Devise: „Weniger ist mehr“. Es macht wenig Sinn, all diese Stoffe sofort auf einmal einzunehmen, denn das kann auch zu weiteren Problemen führen. Besser ist es, sich anhand der eigenen, dringlichsten Symptomatik einen oder maximal zwei Stoffe herauszusuchen, mit denen man beginnt. Auf diese Art lässt sich dann zweifelsfrei feststellen, ob die gewünschte Besserung eintritt und die Ursachen tatsächlich in einem Mangel an diesem speziellen Vitamin begründet waren. Wer alles auf einmal nimmt, kann schließlich nicht unterscheiden, welcher der Stoffe nun eine Verbesserung herbeigeführt hat. So dauert es zwar etwas länger, aber am Ende weiß man genau, welche Stoffe regelmäßig zugeführt werden müssen und auf welche verzichtet werden kann. Immerhin ist die Ernährungssituation bei jedem Menschen genauso individuell wie der tatsächliche Bedarf an Vitaminen und Mineralstoffen.

SELBSTREFLEXION, ABER WIE UND WOZU?

Der Begriff Selbstreflexion ist leider für viele Menschen immer noch einem Fremdwort gleichzusetzen, dabei handelt es sich hier um einen der wichtigsten Skills in der Persönlichkeitsentwicklung. Meiner Ansicht nach sollte es sich hierbei um ein Unterrichtsfach in Schulen handeln, und zwar von der ersten Klasse an, denn würde jeder Mensch sich regelmäßig reflektieren, gäbe es mit Sicherheit weit weniger traumatisierte Menschen. Doch kann man niemandem zum Vorwurf machen, der es nicht tut, innerhalb der westlichen Konsumgesellschaft ist dafür einfach kein Raum vorhanden und der Begriff selbst ist zugegeben recht abstrakt. Wie soll man sich selbst reflektieren, wenn man keine Ahnung hat, wie das konkret funktioniert?

Doch vor allem, wozu soll das überhaupt gut sein, was hat man persönlich davon? Zugegeben, Selbstreflexion macht vor allem zu Beginn keinen besonderen Spaß und kann hin und wieder regelrecht niederschmetternd wirken, nämlich immer dann, wenn es einen mit den eigenen Schattenseiten in Kontakt bringt. Wer jedoch dran bleibt und immer weiter macht, wird irgendwann den Punkt erreichen, an dem eine deutliche Veränderung zum Positiven spürbar wird.

Diese Veränderung drückt sich zunächst in der eigenen Persönlichkeit aus, um sich dann logischerweise auch auf die Lebensumstände auszuweiten. Wer seine Persönlichkeit verändert, ändert auch die Art, wie er mit Dingen und anderen Menschen umgeht, dadurch verändert sich nach und nach das gesamte Leben. Selbstreflexion ist also durchaus lohnenswert und für Menschen mit Traumafolgestörungen sogar essenziell. Sobald nämlich dissoziative Zustände ins Spiel kommen, findet sich in der Selbstreflexion das einzige Mittel, welches der Dissoziation tatsächlich dauerhaft etwas entgegenzusetzen hat. Somit kommen wir auch der Bedeutung dieses abstrakten Begriffs auf die Spur, denn Selbstreflexion lässt sich mit Bewusstwerdung des eigenen Selbst erklären. Diese Bewusstwerdung betrifft dabei vor allem den eigenen Schatten, die negativen Aspekte der Persönlichkeit, mit dem Ziel, diese anzunehmen, ihre Herkunft zu erkennen und sich so damit auszusöhnen. Nur auf diese Art lässt sich erreichen, nicht mehr von den eigenen, negativen Persönlichkeitsaspekten kontrolliert zu werden. Dies bezieht sich im Übrigen nicht nur auf tatsächliche, innere Persönlichkeiten, wie sie bei der DIS auftreten, sondern auch auf die „normalen", negativen Persönlichkeitsaspekte, die jeder Mensch in sich trägt. Im Falle von Dissoziation hat Selbstreflexion jedoch noch einen weiteren Zweck, nämlich den, die Auslöser für dissoziative Zustände zu erkennen. Nur wer seine Trigger kennt, kann diese vermeiden oder gezielt gesündere Reaktionen darauf trainieren. Bewusstsein ist der Schlüssel für alles – ein Satz, den traumatisierte Menschen sich zum Motto machen sollten. Doch wie funktioniert Selbstreflexion, was ist konkret zu tun? Im Grunde lässt sich Selbstreflexion als eine Art „Werkzeugkoffer" beschreiben, der zwei verschiedene Werkzeuge enthält, die beide regelmäßig angewendet werden sollten. Diese „Werkzeuge" möchte ich nun im Folgenden beschreiben:

Selbstbeobachtung:

Die möglichst dauerhafte Beobachtung des eigenen Verhaltens, Denkens und Fühlens gehört zu den grundlegenden Schritten in der Selbstreflexion und muss zu einer Gewohnheit gemacht werden. Menschen, die dissoziieren, verfügen hierbei sogar über eine Art Heimvorteil, da sie es mehr oder weniger gewöhnt sind, sich selbst aus einer Art Beobachterperspektive wahrzunehmen. Sie müssen sich lediglich darauf trainieren, auch wirklich hinzusehen und das, was sie wahrnehmen, auch im Fokus des Bewusstseins beleuchten. Absolute Ehrlichkeit sich selbst gegenüber ist essenziell für diesen Schritt, denn wer wegsieht, sobald die eigenen, negativen Aspekte ins Spiel kommen, kommt nicht weiter. So sollte zunächst einmal auf Wiederholungen geachtet werden. Welche Situationen, Reaktionen, Gedanken und Gefühle tauchen regelmäßig auf? In welchen Situationen geschieht dies bzw. wodurch werden bestimmte Situationen ausgelöst? Wie wird auf diese wiederholt ablaufenden Dinge weiter reagiert? Wer nicht unter psychischen Störungen leidet, achtet dabei vor allem auf soziale Situationen und den eigenen

Umgang mit Herausforderungen und Problemen. Im Falle traumabedingter Störungen sollte dieser Reflexionsradius jedoch erheblich erweitert werden, denn besonders beim Vorliegen dissoziativer Symptome muss im Grunde alles wahrgenommen und festgehalten werden. Deshalb empfiehlt sich in diesem Fall das Führen eines Tagebuchs, je ausführlicher, desto besser. Menschen mit einer DIS haben so eine tatsächliche Chance, Trigger zu erkennen, verdeckt agierende Innenpersonen aufzudecken und kennenzulernen und mit der Zeit mehr Kontrolle über ihr System zu erlangen.

Zugegeben, das tägliche Führen eines ausführlichen Tagebuchs ist mühsam und nicht jedermanns Sache, es lohnt sich aber ungemein. Es gibt zudem einige Möglichkeiten, den zeitlichen Rahmen, den diese Aufgabe ausfüllt, mehr oder weniger stark einzugrenzen. So kann man statt eines ausführlichen Textes zum Beispiel lediglich Stichwörter festhalten. Eine andere Möglichkeit macht sich die Funktionsweise unseres Gedächtnisses zunutze, welches über die Eigenschaft verfügt, zusammenhängende Inhalte miteinander zu verknüpfen. So kann man zum Beispiel lediglich die wichtigsten Ereignisse des Tages ausführlich aufschreiben und diese als eine Art Eselsbrücke nutzen, um auf den Rest des Tages zuzugreifen. Dies funktioniert jedoch nur kurzfristig, wird es einmal nötig, Details zu erinnern, die vor längerer Zeit stattgefunden haben, können dabei wichtige Einzelheiten verloren gehen, da sie vom Bewusstsein als unwichtig eingestuft wurden. Meine persönliche Empfehlung lautet deshalb, sich Kategorien einzurichten, die jeden Tag gewissermaßen abgefragt werden und die dann, je nach persönlicher Präferenz, entweder ausführlich oder in Stichworten ausgefüllt werden können. Das folgende Beispiel für eine solche Tagebuchstruktur dient als Vorlage zur Anpassung an die eigenen, individuellen Bedürfnisse.

- Datum:................................
- Wie war die Schlafqualität?
- Wie habe ich mich nach dem Aufwachen gefühlt?
- Was gab es zum Frühstück, Mittag- und Abendessen?
- Welche Aktivitäten wurden über den Tag verfolgt?
- Fanden soziale Kontakte statt? Wie liefen diese ab, gab es Konflikte?
- Gab es besondere Vorkommnisse? Wie haben diese den Tag, meine Gefühle und Gedanken beeinflusst?
- Habe ich im Laufe des Tages dissoziiert, wenn ja, wie stark (auf einer Skala von 1 bis 10)?
- Was habe ich aus schlichter Gewohnheit getan und welche Auswirkungen hatte das auf mein Befinden? (Auf diese Art können Gewohnheiten, die eher schädlich sind, leichter erkannt werden, genauso wie die Notwendigkeit, daran zu arbeiten)

Dies sind die wichtigsten Dinge, die mindestens täglich festgehalten werden sollten. Bei einer solchen Strukturierung genügt dann auch ein stichwortartiges Ausfüllen, wodurch hierfür nicht allzu viel Zeit verloren gehen sollte. Diese Dinge festzuhalten kann vor allem hilfreich dabei sein, im Rahmen der Selbstanalyse dissoziationsauslösende Trigger herauszufinden, was durch Gemeinsamkeiten funktioniert. Zum Beispiel könnte man nach einer Weile feststellen, dass immer dann eine Dissoziation eintritt, wenn ein bestimmtes Gericht gegessen wird, man ein bestimmtes Lied hört oder einer bestimmten Person begegnet.

Selbstanalyse:

In diesem zweiten Schritt geht es darum, sich der eigenen Motive und der Hintergründe für das eigene Verhalten bewusst zu werden. Diese Analyse muss im Gegensatz zur Selbstbeobachtung nicht unbedingt täglich stattfinden, sollte aber mindestens einmal die Woche auf dem Plan stehen. Hierbei sollte auch ausreichend Zeit eingeplant werden, mindestens eine bis zwei Stunden. Außerdem sollte diese Analyse besser in der ersten Tageshälfte stattfinden, da man sonst Gefahr läuft, ins Grübeln zu geraten und Belastendes mit in den Schlaf zu nehmen. Für diese Analyse kann es sehr hilfreich sein, sich Hilfe ins Boot zu holen, entweder durch enge Vertraute oder auch durch einen Betreuer oder Therapeuten. Hier werden nun all die Dinge, Situationen und Konflikte unter die Lupe genommen, die regelmäßig auftreten und somit gewissermaßen herausstechen. Die Bearbeitung gestaltet sich dann relativ individuell, hat aber immer zum Ziel, die eigenen, persönlichen Anteile an etwas sowie persönliche Motive und Ursachen aufzudecken. Damit das etwas deutlicher wird, möchte ich hier ein Beispiel aufführen. Stellen wir uns einmal vor, das Führen des Tagebuchs führt zu der Feststellung, dass eine bestimmte Person im privaten Umfeld scheinbar ein Trigger für Dissoziation ist. Nun sollte man sich die folgenden Fragen stellen:

- Ab welchem Zeitpunkt geschieht die Dissoziation, tritt sie direkt beim Anblick der Person ein, bereits dann, wenn man an den Menschen denkt oder erst im Verlauf des Kontakts?
- Gibt es bestimmte Themen, die mit dieser Person jedes Mal besprochen werden, welche Gedanken und Gefühle lösen diese Themen in mir aus?
- Erinnert die Person mich an jemand anderen aus meiner Vergangenheit? Wenn ja, welche Eigenschaften sind es?
- Sind meine Reaktionen auf bestimmte Interaktionen mit dieser Person objektiv betrachtet tatsächlich angemessen? (Dies bezieht sich auf die emotionale, die gedankliche und die Handlungsebene)
- Sind meine Bewertungen dieser Person und ihres Verhaltens tatsächlich immer die richtigen oder werden diese vielleicht durch eigene Glaubenssätze beeinflusst? Wenn ja, auf welche Art?

Durch die Auseinandersetzung mit diesen Fragen findet man möglicherweise heraus, dass bestimmte Handlungs- oder Verhaltensweisen der Person durch eine Fehlinterpretation ihrer Motive überhaupt erst zum Trigger werden. Eine solche Erkenntnis könnte den Trigger in diesem Fall auflösen. In einem solchen Fall könnte es auch notwendig werden, die Person direkt nach ihren Motiven für bestimmtes Verhalten zu befragen, um eigene Fehleinschätzungen aufzudecken. Generell kann es in vielen Fällen wichtig sein, andere Menschen in die Reflexion einzubeziehen, besonders, wenn es um Konflikte geht. So lernt man einerseits, sich Konflikten zu stellen, statt ihnen auszuweichen. Andererseits kann man nur so eigenen Fehleinschätzungen oder falschen Bewertungen auf die Schliche kommen. Dies war nun ein Beispiel für eine große Vielzahl an Möglichkeiten, reflektiv zu arbeiten. Dabei sollte es vor allem deutlich machen, welche Art von Fragen gestellt werden müssen und welches Ziel die Analyse haben sollte.

Wer auf diese Art regelmäßig reflektiert, ohne dabei davor zurückzuschrecken, auch den eigenen Schattenseiten ins Gesicht zu blicken, kann seine Lebensqualität langfristig erheblich verbessern. Zusätzlich ist Selbstreflexion eine große Hilfe dabei, Verständnis für sich selbst zu entwickeln und zu lernen, sich selbst und anderen zu vergeben. Wer sich nämlich regelmäßig auf diese Art reflektiert, lernt sich selbst besser kennen und verstehen, dieses Verständnis wird sich mit der Zeit auch auf andere Menschen ausweiten, da man deren Motive ebenfalls immer besser verstehen lernt.

TRAUMATHERAPIE „TO GO"

Der Begriff Traumatherapie „to go" mag sich sehr locker anhören, als würde es sich dabei um etwas handeln, das man so nebenbei erledigen kann. Jedoch muss ich hier gleich zu Beginn eine ernst gemeinte Warnung aussprechen. Die im Folgenden vorgestellten Methoden sind definitiv allein anwendbar, sollten jedoch nur unter ganz bestimmten Voraussetzungen auch tatsächlich allein, also ohne therapeutische Unterstützung, angewandt werden. Die äußeren Umstände, also die Lebenssituation, sollten hierfür bereits eine grundlegende Stabilität aufweisen und emotionale Stabilität sollte ebenfalls seit mindestens einem Monat bestehen. Auch sollte es jemanden geben, mit dem man sich hinterher austauschen und über das reflektieren kann, was während der Anwendung der Techniken ins Bewusstsein gelangt ist. Im Idealfall verfügt man sogar über einen vertrauten Menschen, der währenddessen anwesend ist, um ein Gefühl der Sicherheit und des Rückhalts zu vermitteln. Die folgenden Methoden erfordern den direkten Kontakt mit traumatischen Erinnerungen, wodurch Dissoziationen ausgelöst werden können, besonders, wenn nicht genügend Stabilität besteht, die Techniken bis zum Ende durchzuführen. Es besteht akute Gefahr, sich selbst zu überfordern, vor allem, wenn man zu viel auf einmal will und nicht ausreichend Zeit zwischen einzelnen Sitzungen verstreichen lässt. Es ist absolut notwendig, sich diese Zeit zu nehmen, denn die direkte Bearbeitung traumatischer Erinnerungen wirkt immer eine ganze Weile nach. Die Integration dissoziierter, neuronaler Verbindungen auf körperlicher Ebene benötigt einige Zeit, innerhalb derer das Thema emotional und mental verarbeitet und so immer wieder einmal präsent wird. Dafür benötigt es Zeit, Geduld und viel Ruhe, weshalb es sich nicht empfiehlt, diese Techniken in Zeiten anzuwenden, die sehr stressbelastet sind.

Trauma-Integration mit EMDR

Wie EMDR funktioniert, habe ich im Kapitel über die Techniken der Traumatherapie bereits grundlegend erklärt, nun geht es darum, wie und unter welchen Umständen diese Technik am besten allein durchzuführen ist und was dabei beachtet werden sollte. Dafür sollte man sich zunächst einmal einen sicheren Ort aussuchen oder schaffen, damit ist jedoch kein innerer Ort gemeint, sondern der geographische Ort, an dem man die Technik durchführen will. Er sollte verschiedene Voraussetzungen erfüllen, um sich als geeignet zu erweisen. So sollte es sich um einen ruhigen Ort handeln, an dem man nicht durch laute Geräusche, anderen Lärm oder andere Personen gestört wird. Außerdem sollte der Ort ein Gefühl der Sicherheit vermitteln, damit man überhaupt in der Lage ist, sich mit dem Trauma auseinanderzusetzen. Ein Ort im Freien ist hier nur bedingt geeignet, da dort zu viele Ablenkungen und Trigger entstehen können und die Umgebung nicht kontrolliert werden kann. Besser ist ein ruhiges Zimmer in der eigenen Wohnung. Dort kann man zusätzliche Bedingungen schaffen, die ein Gefühl der Sicherheit vermitteln und vielleicht sogar kindlichen Anteilen entsprechend Schutz bieten. Zum Beispiel könnte man sich mit Hilfe von Decken, Kissen und Möbelstücken eine Art kleines Zelt bauen, dieses bietet einen engen geschützten Bereich der Geborgenheit. Auch die Badewanne ist sehr geeignet, da das Umgebensein von warmem Wasser Assoziationen mit dem Mutterleib und somit ebenfalls ein tiefes Gefühl der Geborgenheit weckt.

Außerdem sollte genügend Zeit eingeplant werden, da die Dauer einer EMDR-Sitzung stark variieren kann, abhängig von Art und Intensität des zu bearbeitenden Traumas. Für den Rest des Tages sollten deshalb keine weiteren Aktivitäten geplant werden, damit man Zeit zur emotionalen Verarbeitung hat. Eine EMDR-Sitzung endet meist mit einer starken, wenn auch angenehmen Form der Erschöpfung, weshalb es sehr wohltuend und hilfreich sein kann, sich danach eine Weile hinzulegen. Um zu beginnen, begibt man sich zunächst in eine entspannte und bequeme Position im Sitzen oder Liegen. Die Technik kann sowohl mit offenen als auch mit geschlossenen Augen durchgeführt werden, die Variante mit geschlossenen Augen empfinden die meisten Menschen dabei als praktikabler. Dies begründet sich darin, dass so der Fokus auf dem inneren Erleben liegt, ohne von äußeren visuellen Reizen abgelenkt zu werden. Entstehen während der Durchführung jedoch einmal Gefühle von zu starker Angst oder Bedrohung, empfiehlt es sich, die Augen zu öffnen, während man fortfährt. Auf diese Art verbindet man sich ein Stück weit mit der Gegenwart, um den Aspekt der eigenen, augenblicklichen Sicherheit wieder ins Bewusstsein zu rücken. Bevor mit der eigentlichen Technik begonnen wird, sollte man zunächst den Organismus herunterfahren, hierfür ist zum Beispiel die Lippenbremsatmung geeignet, die im folgenden Kapitel noch vorgestellt wird. Sobald ein Gefühl der inneren Ruhe und Entspannung eingetreten ist, kann es losgehen.

Vorab sei hier noch erwähnt, dass es unerheblich ist, ob man sich an die gesamte Begebenheit erinnern kann oder lediglich an Fragmente der Situation. Selbst wenn nur ein sehr kleines Erinnerungsbruchstück vorhanden ist, kann man mit EMDR an dieser Stelle ansetzen. In diesem Fall kann es durch EMDR auch geschehen, dass die Erinnerung mit der Zeit vollständig wieder ins Bewusstsein gelangt. Sogar negative und stark belastende Gefühle, die keiner Erinnerung zugeordnet werden können, kann man mit EMDR bearbeiten und transformieren. Um zu beginnen, kehrt man nun im Geist an den Beginn der traumatischen Erinnerung zurück und lässt diese dann vollständig vor dem inneren Auge ablaufen. Alternativ konzentriert man sich auf das belastende Gefühl, wenn keine Erinnerung vorhanden ist. Dabei bewegt man dauerhaft die Augen von einer Seite auf die andere. Wem es schwerfällt, diese Augenbewegung gleichzeitig mit der Erinnerung ablaufen zu lassen, kann sich stattdessen abwechselnd mit den Händen sanft auf den linken und rechten Oberschenkel klopfen oder dies zusätzlich tun.

Es entsteht nun ein Prozess mit einer gewissen Eigendynamik, innerhalb dessen verschiedene emotionale Zustände auftreten werden. Zu Beginn ist man mit starken Gefühlen von Ohnmacht, Hilflosigkeit, Angst und vielleicht auch Panik konfrontiert, also den Emotionen, die während des Traumas vordergründig waren. In dieser Phase muss man sich so gut wie möglich bewusst machen, dass es sich lediglich um eine Erinnerung handelt und man in Sicherheit ist, während man weiter die Augenbewegungen ausführt. Bereits innerhalb dieser ersten

Phase kann etwas geschehen, das ein wenig erschreckend und auch unangenehm sein kann. Wenn die Erinnerung an das Trauma bisher lediglich aus der Beobachterperspektive bestand, was durch Dissoziation in den meisten Fällen so ist, wechselt nun die Perspektive. Plötzlich ist man wieder im Körper und erlebt die Situation aus der eigenen Perspektive, inklusive aller dazugehörigen Körpergefühle. Dieser Perspektivwechsel kann auch erst in einer späteren Phase auftreten, es ist jedoch sehr wichtig, dies geschehen zu lassen und weiterzumachen. Dieses Phänomen ist lediglich ein Zeichen dafür, dass das Gehirn beginnt, die Erfahrung tatsächlich zu integrieren.

Ab einem bestimmten Punkt werden sich die eigenen Emotionen verändern, dann verabschieden sich Angst, Hilflosigkeit und Ohnmacht, um Platz für etwas anderes zu machen: Wut. Hierbei handelt es sich um die gerechte Wut über das, was einem zugestoßen ist, ein Gefühl, das bereits zur Verarbeitung gehört, aber bisher nicht oder nicht ausreichend ausgelebt wurde. Alle Gedanken und Gefühle, die nun hochkommen, sollten zugelassen werden, ohne sie zu bewerten. In vielen Fällen kann es spätestens ab diesem Zeitpunkt geschehen, dass plötzlich Assoziationen zu anderen traumatischen Erlebnissen entstehen. Dies ist ebenfalls ein gutes Zeichen dafür, dass das Gehirn beginnt, die Erinnerung zu integrieren, indem es Assoziationen mit anderen Erinnerungen herstellt. Deshalb ist ein kurzes Abschweifen in andere Erinnerungen vollkommen normal und sollte zugelassen werden, bis zu dem Punkt, an dem die Gemeinsamkeiten mit der aktuell bearbeiteten Erinnerung deutlich geworden sind. Dann lenkt man den Fokus wieder auf das eigentliche Ereignis zurück, das man zu bearbeiten begonnen hat. Tauchen hierbei weitere traumatische Erinnerungen auf, sollten diese in einer späteren Sitzung separat bearbeitet werden. Auch das Gefühl der Wut wird sich nun nach einer Weile verändern und damit die nächste Phase einleiten, in der die Wut von Trauer abgelöst wird.

Es ist nun wichtig, sich diese aufsteigende Traurigkeit auch zu erlauben und die damit verbundenen Tränen einfach ungehindert fließen zu lassen. Hier findet bereits der wichtigste Teil der Heilung und Integration statt. Diese Phase geht dann sehr sanft und beinahe unmerklich in die letzte Phase über, die sich durch ein tiefergehendes Verständnis der Situation und möglicherweise sogar der Motive eventueller Täter auszeichnet. Dieses Verständnis wird begleitet von Mitgefühl für sich selbst und in manchem Fällen auch für die Täter. Langsam flauen dann auch diese Gefühle ab, bis sich eine Art friedliche, innere Leere und angenehme Erschöpfung breit machen. Dann ist es an der Zeit, die Sitzung zu beenden, indem die Augenbewegungen beendet werden. Die hier entstandene Erschöpfung sollte nun genutzt werden, um ein wenig zu schlafen, auf diese Art gibt man dem Gehirn Gelegenheit zur weiteren und vertieften Integration. Dies kann sich auch in Träumen zum Ausdruck bringen, die das Trauma noch einmal aufgreifen, möglicherweise auch bereits in veränderter Form. Die Wirkungsweise von EMDR ist im Grunde nichts anderes als das Anstoßen eines völlig normalen Trauer- oder Verarbeitungsprozesses, was sich deutlich in den emotionalen Phasen spiegelt, die während der Sitzung ablaufen. Deshalb sollte man sich in der folgenden Zeit den Raum geben, über alles zu sprechen, was sich emotional und gedanklich in einem verändert hat durch die EMDR-Sitzung. Erst wenn diesbezüglich keine Erinnerungen, Gefühle oder Gedanken mehr hochkommen, kann man die Integration als abgeschlossen betrachten, weshalb vorher keine weiteren Sitzungen oder andere Techniken zur Integration durchgeführt werden sollten.

Integration abgespaltener Persönlichkeitsanteile mit Imagery Rescripting

In der Traumatherapie wird diese Technik zur Integration abgespaltener Persönlichkeitsanteile normalerweise unter Anleitung eines Therapeuten durchgeführt. Dieser hat jedoch lediglich eine richtungsweisende Funktion, während die eigentliche Arbeit beim Patienten liegt. Deshalb kann diese Methode auch allein angewandt werden, wenn man mit dem Prinzip vertraut ist und weiß, worauf geachtet werden muss. Auch hier findet ein direkter Kontakt mit der jeweiligen, traumatischen Erinnerung statt, welcher grundlegend zur Integration notwendig und damit unumgänglich ist. Es geht jetzt darum, die Erinnerung nicht bloß noch einmal zu durchleben, sondern die Handlung dabei auf eine Art und Weise umzuschreiben, deren Ablauf nicht mehr traumatisch ist. Dies stellt jedoch nur die erste Phase dieser Technik dar, in der zweiten Phase geht es darum, den verletzten Anteil aus der Situation zu entfernen und in eine sichere Umgebung zu bringen. Aus diesem Grund ist eine Vorbereitung zur Anwendung der Technik notwendig, innerhalb derer ein innerer Ort erschaffen wird. Dieser innere Ort sollte entsprechend geeignet sein, die Bedürfnisse des Anteils zu erfüllen, den man integrieren möchte, und ihm darüber hinaus ein Gefühl der Sicherheit zu bieten. Handelt es sich zum Beispiel um einen kindlichen Anteil, könnte man ein gemütliches Haus erschaffen, welches in Lage und Einrichtung dem Geschmack dieses Kindes entspricht.

Zusätzlich sollte man nun liebevolle Elternpersönlichkeiten in seiner Vorstellung kreieren, in deren Obhut man das Kind sicher zurücklassen kann, sobald die Durchführung der eigentlichen Technik beendet wurde. Es ist besser, diesen Ort und die dort benötigten Personen zu erschaffen, bevor man mit der eigentlichen Integrationsarbeit beginnt. Menschen mit einer DIS müssen diese Beschützerpersonen nicht einmal erschaffen, sofern sie mit ihren Innenpersonen und dem System bereits vertraut sind. Sie können dann die echten Innenpersonen um die Erfüllung dieser Aufgabe bitten, denn es existieren immer auch Beschützer, die sich um kindliche Anteile kümmern. Durch diese Art der Vorbereitung gerät man nicht in Gefahr, sich während der eigentlichen Integration zu verzetteln oder den Kontakt zu dem verletzten Anteil zu verlieren, weil man sich erst noch mit der Erschaffung einer geeigneten Zuflucht beschäftigen muss. Sobald diese Vorbereitungen getroffen sind, kann die Integration jedoch stattfinden. Zur Verdeutlichung der Vorgehensweise führe ich hier einmal ein Beispiel an, in dem eine kindliche Missbrauchserinnerung bearbeitet werden soll. Der kindliche Anteil, der hier direkt angesteuert wird, ist vier Jahre alt.

Bevor ich mit der Schilderung des Ablaufs beginne, möchte ich noch erwähnen, dass bezüglich der Vorbereitungen für Ort und benötigte Zeit die gleichen Regeln gelten wie bei EMDR. Um zu beginnen, begibt man sich nun im Geiste zurück an den Beginn der entsprechenden Erinnerung. Dies geschieht jedoch auf eine bewusste und gewollt dissoziierte Art und Weise. Das Geschehen soll nicht aus der eigenen Perspektive bzw. der Perspektive des Kindes wiedererlebt werden, sondern aus der Beobachterperspektive des erwachsenen Selbst. Die Erinnerung sollte also eher wie ein Film vor dem geistigen Auge ablaufen, den man, falls nötig, jederzeit pausieren kann. Man lässt die Szene nun ablaufen, bis zu dem Punkt, an dem der eigentliche Missbrauch stattfinden würde, und unterbricht die Szene dann. Dies geschieht, indem man sich als erwachsene Person in die Szene hineinbegibt, so dass man im Grunde nun zweimal darin vertreten ist: einmal als hilf- und schutzloses Kind-Ich und einmal als kompetentes Erwachsenen-Ich. Man übernimmt jetzt aktiv die Rolle des Beschützers und wendet den Missbrauch am Kind-Ich ab. Der Täter wird nun zur Rechenschaft gezogen und über sein falsches Handeln belehrt, damit der kindliche Anteil sich überhaupt dessen bewusst werden kann, dass ihm hier ein Unrecht geschehen ist. Gleichzeitig wird dem Kind-Ich so vermittelt, dass es von nun an beschützt wird und in Sicherheit ist.

Sobald der Täter zur Rechenschaft gezogen wurde, nimmt man sich direkt dem kindlichen Anteil an. Jetzt geht es darum, dem Kind das zu geben, was es emotional gerade braucht, zum Beispiel in den Arm genommen und gehalten zu werden. Hierfür sollte man sich so lange Zeit nehmen, bis man deutlich spürt, dass das kindliche Ich sich beruhigt und entspannt hat. Dann ist es an der Zeit, es aus der Szene zu entfernen und an den vorher geschaffenen, sicheren Ort zu bringen. An diesem Ort soll es von nun an leben und sich entfalten und entwickeln können. Man sollte den kindlichen Anteil dafür jedoch nicht einfach bei den (erschaffenen) Elternanteilen „abgeben" und dann gehen, sondern sich auch hier wieder Zeit nehmen. Dafür kann man es in der neuen Umgebung herumführen, es mit den neuen und liebevollen Eltern vertraut machen und ihm erklären, dass es von nun an hier leben und niemals wieder verletzt werden wird. Sobald sich ein Gefühl der inneren Ruhe und Gelassenheit ausbreitet und das Kind von sich aus beginnt, mit seiner neuen Umgebung zu interagieren, ist es an der Zeit, sich zu verabschieden, den inneren Ort zu verlassen und die Anwendung der Technik damit zu beenden. Auch nach dem Imagery Rescripting gilt, sich genügend Zeit zur Aufarbeitung zu lassen.

Es werden eine Zeit lang mit dem Trauma verbundene Emotionen hochkommen, die gerade verarbeitet werden. Auch der integrierte, kindliche Anteil könnte sich hin und wieder noch bemerkbar machen, zum Beispiel durch Emotionen wie Unsicherheit und Angst. In diesem Fall sollte man an den Ort zurückkehren und Zeit mit diesem Anteil verbringen. Es empfiehlt sich ohnehin, zumindest einige Male in größeren Abständen nach solchen integrierten Anteilen zu sehen, denn auf diese Art kann man sich vergewissern, wie erfolgreich die Integration bereits war. Die integrierten Anteile sollten nun nämlich beginnen, sich weiterzuentwickeln. Das bedeutet, sie sollten langsam beginnen, zu altern sowie ihre Fähigkeiten und ihr Wissen zu erweitern. Dabei kann und wird sich auch ihr Wesen verändern, so, wie es im Zuge einer normalen Persönlichkeitsentwicklung stattgefunden hätte. Mit entsprechend Zeit und Geduld ist es mit Hilfe dieser Technik möglich, einen Großteil der Innenpersonen bzw. zumindest die kindlichen Anteile wieder zu integrieren. Dies führt zu einer immer größeren Stabilität des inneren Systems und damit zu weit weniger Kontrollverlusten.

S.O.S. SOFORTHILFE: SKILLS UND TOOLS GEGEN DISSOZIATION

Mit diesem Kapitel neigt sich dieses Buch dem Ende zu, jedoch möchte ich es nicht abschließen, ohne noch einige wichtige Tools und Skills vorzustellen, die hilfreich gegen dissoziative Zustände sind. Aus Erfahrung kann ich nur empfehlen, diese Übung nicht ausschließlich im Akutfall anzuwenden. Es ist absolut förderlich, sich eine Kombination der hier vorgestellten Entspannungstechniken zu erschaffen, zum Beispiel die Lippenbremsatmung und die progressive Muskelentspannung, und diese als Ritual nach dem Aufwachen und vor dem Einschlafen in die tägliche Routine zu übernehmen. Sämtliche hier vorgestellten Techniken aktivieren den Vagusnerv und sorgen so dafür, dass der Parasympathikus aktiviert und der Stressmodus beendet wird.

Da Menschen mit Traumafolgestörungen jedoch einen sehr stark trainierten Sympathikus haben, wird diese Wirkung meist nicht lange anhalten. Je öfter man den Parasympathikus jedoch über den Vagusnerv anregt, umso mehr wird er trainiert und umso mehr lernt das Gehirn einen neuen Normalzustand. Statt dem Empfinden ständiger Bedrohung mit Hypervigilanz als Folge, entsteht als neuer Normalzustand das Gefühl von Sicherheit und Entspannung. Entscheidend sind hier lediglich die Häufigkeit und Regelmäßigkeit des Trainings. Besonders in der ersten Zeit kann es dazu kommen, dass nach Anwendung dieser Methoden starke Müdigkeit auftritt. Dies ist vollkommen normal, da der Körper sich bisher in einem Zustand der Daueranspannung befand und entsprechend regenerationsbedürftig ist. Wenn möglich, sollte man sich erlauben, dieser Müdigkeit nachzugeben, für gewöhnlich tritt dann ein augenblicklicher, tiefer Schlaf ein, der aber meist nach 45 bis 60 Minuten beendet ist. Danach verspürt man jedoch neue Energie und fühlt sich deutlich besser. Je mehr der Körper sich an den neuen Zustand der Entspannung gewöhnt, desto weniger ausgeprägt werden dann auch die Müdigkeitszustände im Anschluss an die Übungen.

Methoden zur Aktivierung des Vagusnervs

• Die Lippenbremsatmung:

Hierbei handelt es sich um eine sehr simple Methode, den Vagusnerv zu aktivieren, die nicht nur jeder einfach durchführen, sondern die auch unauffällig an jedem beliebigen Ort durchgeführt werden kann. Deshalb ist diese Methode meine persönliche Nummer eins, wenn es darum geht, Stress abzubauen und Dissoziation zu verhindern oder zu beenden. Dafür wird durch die Nase tief in den Bauch hineingeatmet und der Fokus auf das Gefühl der sich langsam anhebenden Bauchdecke gerichtet. Nach dem Einatmen macht man eine kurze Pause und atmet dann mit gespitzten oder zusammengepressten Lippen langsam durch den Mund wieder aus. Dadurch atmet man automatisch ungefähr doppelt so lange aus, wie man eingeatmet hat. Der Fokus liegt auch hier wieder voll auf dem Weg der Atemluft durch den Körper hindurch. So verbindet man sich einerseits wieder mit seinem Körper und vermittelt dem Gehirn durch die ruhige und konzentrierte Atmung, dass man in Sicherheit ist. Dadurch wird der Vagusnerv aktiviert und der Entspannungsmodus eingeleitet.

• Nackendehnung:

Diese Übung führt man am besten in einer aufrecht sitzenden Position durch. Hierfür wird der rechte Arm angehoben und die Hand flach auf die Mitte des Kopfes aufgelegt. Nun biegt man den Kopf nach rechts, der rechten Schulter entgegen, soweit die eigene Mobilität dies zulässt, ohne Schmerzen zu verursachen. Ist die Endposition gefunden, richtet man den Blick lediglich mit den Augen in die entgegengesetzte Richtung, man wendet die Augen also so weit nach links ab, wie möglich. Diese Position wird nun für mindestens dreißig Sekunden eingehalten, so lange, bis eine körperliche Reaktion erfolgt. Diese kann in Form eines Seufzers oder Gähnens auftreten. Danach begibt man sich langsam zurück in die Normalposition und wiederholt die Übung auf der anderen Seite – also den linken Arm anheben und die Hand flach auf den Kopf legen, den Kopf in Richtung linke Schulter biegen und den Blick mit den Augen nach rechts wenden. Auch diese Position wird wieder für mindestens dreißig Sekunden beibehalten oder so lange, bis eine körperliche Entspannungsreaktion erfolgt.

• **Brustkorbdehnung:**

Diese Übung ähnelt der vorigen, erweitert die Dehnung im Nackenbereich jedoch, indem diese auf den Brustkorb ausgedehnt wird. Der Vagusnerv zieht sich durch den gesamten Körper und kann deshalb durch gezielte Dehnübungen angesprochen werden. Je mehr unterschiedliche Regionen dabei angezielt werden, desto effektiver ist die Wirkung. Man beginnt nun genauso wie in der vorigen Übung: Den rechten Arm anheben und die Hand flach auf den Kopf legen. Dann nimmt man den linken Arm hinzu und bringt die linke Hand auf die rechte Seite. Diese sollte unterhalb der rechten Achselhöhle auf dem Rippenbogen zum Liegen kommen. Nun wird der Kopf zur Schulter hinuntergebeugt, wie in der Übung zuvor. Gleichzeitig zieht die linke Hand mit leichtem Druck den Oberkörper in die entgegengesetzte Richtung, also nach rechts. Auf diese Art entsteht in der Wirbelsäule eine angedeutete S-Form. Sobald die maximal mögliche Dehnung (ohne Schmerzen) erreicht ist, wird nun zusätzlich wieder der Blick nach links gewendet. Die Position sollte nun wieder für mindestens dreißig Sekunden gehalten werden bzw. so lange, bis der Körper mit Zeichen der Entspannung reagiert. Auch diese Übung wird nacheinander, wie die vorige, von beiden Seiten aus durchgeführt.

• **Kopfwender-Dehnung:**

Diese Übung hat neben der Aktivierung des Vagusnervs auch eine sehr positive Wirkung auf Migräne, da der hier gedehnte Muskel bei Menschen mit Migräne meist besonders stark verspannt ist. Es handelt sich dabei um den Musculus sternocleidomastoideus, einen Muskelstrang zwischen Brustbein, Schlüsselbein und Schädelbasis. Für diese Übung benötigt man eine weiche, aber feste Unterlage, wie zum Beispiel eine Yoga-Matte. Dafür begibt man sich zunächst in Bauchlage und richtet dann den Oberkörper auf, indem man sich auf den Ellenbogen abstützt. Dabei sollten sich die Ellenbogen in einer geraden Linie mit den Schultern befinden, um diese zu stabilisieren. Nun wird der Kopf angehoben und auf die rechte Seite gedreht, als würde man versuchen, über seine rechte Schulter zu blicken. Dabei sollte ein Zug im Kopfwender-Muskel deutlich spürbar werden. Auch diese Dehnung sollte nur so weit ausgeführt werden, dass es nicht schmerzhaft wird. Ist die Endposition erreicht, wird auch hier wieder der Blick in die entgegengesetzte Richtung gewendet, die Augen sollten also nach links bewegt werden. Diese Position wird wieder für mindestens dreißig Sekunden gehalten oder so lange, bis eine körperliche Entspannungsreaktion erfolgt. Dann wird die Dehnung langsam aufgelöst und der gesamte Oberkörper wieder flach auf dem Boden abgelegt. Die gesamte Übung wiederholt man im Anschluss noch einmal auf der anderen Seite.

Wieder in den Körper kommen

Die folgende Übung stellt eine Kombination dar aus progressiver Muskelentspannung und gezielter Vagusnerv-Aktivierung. Somit ist sie stärker darauf ausgerichtet, das Körpergefühl wiederherzustellen, sich also aktiv wieder mit dem eigenen Körper zu verbinden. Gleichzeitig wird jedoch auch der Vagusnerv aktiviert und so ein wirklich tiefenentspannter Zustand erreicht. Auch hier empfiehlt es sich sehr, diese nicht nur im Akutfall anzuwenden, sondern zu einer regelmäßigen Routine zu machen. Diese Übung lässt sich am besten in einer bequemen, auf dem Rücken liegenden Position durchführen. Dadurch ist sie besonders gut geeignet, sie im Bett vor dem Einschlafen und direkt nach dem Erwachen durchzuführen. Während der Übung sollten die Augen geschlossen bleiben, man beginnt nun zunächst mit einigen Atemzügen der Lippenbremsatmung, bis ein Gähnen eintritt. Dann atmet man wieder normal und beginnt mit der progressiven Muskelentspannung. Als Erstes wird das Gesicht angesprochen, dafür werden die Muskeln der gesamten Gesichtspartie, also Stirn, Augen und Kiefer, zehn Sekunden lang angespannt und die Anspannung bewusst wahrgenommen. Dann wird die Anspannung wieder gelöst und für einen Augenblick das Gefühl der Entspannung bewusst fokussiert und genossen.

Jetzt folgen wieder einige Atemzüge mit der Lippenbremsatmung, bis ein Gähnen eintritt, und im Anschluss daran erfolgt die Anspannung der nächsten Körperpartie: des Brustkorbs, der Arme und der Hände. Hierfür können die Unterarme und Schultern nach oben gezogen und die Hände zu Fäusten geballt werden. Nach zehn Sekunden wird die Anspannung wieder gelöst und das Gefühl der eintretenden Entspannung bewusst genossen. Das Prinzip ist für jede Körperregion das gleiche, sowohl An- als auch Entspannung sollen so bewusst wie möglich wahrgenommen werden. Nach jeder Entspannung folgen dann einige Züge Lippenbremsatmung, bevor die nächste Körperregion angesteuert wird. In diesem

Fall kommt nun die Bauch- und Unterleibsregion, also die Muskulatur der Bauchdecke und des Beckens, anschließend die Gesäßmuskulatur, dann die Oberschenkel, die Unterschenkel und die Füße. So arbeitet man sich einmal von oben nach unten durch den gesamten Körper, in Kombination mit der Lippenbremsatmung. Hinterher ist man unglaublich tiefenentspannt und hat so einen hervorragenden Zustand geschaffen, der sowohl ideal als Einschlafvorbereitung als auch als Start in den Tag geeignet ist. Doch auch in Situationen, in denen eine akute Dissoziation eintritt, kann diese Übung sehr nachhaltig wirken und die Dissoziation beenden.

Schlusswort – Lebensqualität trotz Trauma

Das Schreiben dieses Buches hatte für mich persönlich einen stark therapeutischen Nutzen, indem es mich dazu brachte, mich noch einmal verstärkt mit meinen eigenen, traumabedingten Baustellen auseinanderzusetzen. Mein Ziel war dabei jedoch weit weniger die Selbsttherapie als vielmehr, andere Betroffene da abzuholen, wo ich selbst lange Zeit stand: in der Verdrängung und Verleugnung, dem ewigen Herunterspielen und Bagatellisieren sowie der Unwissenheit. Wissen ist Macht und dies ist insbesondere gültig für Traumafolgestörungen. Wer in der Tiefe versteht, wie Traumata die eigene Wahrnehmung und die physiologischen Vorgänge beeinflussen, hält damit den Schlüssel zur Veränderung in der Hand. Ich habe mir im Laufe der Zeit durch gezielte Aneignung themenrelevanten Wissens viele wirklich wertvolle Tools erarbeiten können, deren konsequente Anwendung einen enormen Unterschied zu meinem früheren Leben ausgemacht hat. Dieses Wissen wollte ich mit anderen teilen, besonders im Hinblick auf die mehr als schwierige und langwierige Situation, therapeutische Hilfe zu finden. Ich wollte andere Betroffene so gut wie möglich in die Lage versetzen, sich selbst zu helfen und damit eigene Schritte in Richtung Heilung unternehmen zu können.

Gleichzeitig war es mir wichtig, überhaupt ein Bewusstsein für das Thema Trauma zu schaffen bzw. dieses zu erweitern. In der heutigen Gesellschaft wird alles, was damit zusammenhängt, zu einem großen Teil immer noch falsch verstanden und nicht ausreichend ernst genommen. Dies gilt dabei traurigerweise sowohl für Betroffene als auch für Menschen, die mit dem Thema bisher keine Berührung hatten. Wenn es mir gelungen ist, diese beiden Ziele bei Ihnen als Leser zu erreichen, dann ist mein Werk hiermit getan. Ich wünsche Ihnen von Herzen, dass Sie die Kraft in sich finden, niemals aufzugeben und Ihren persönlichen Weg der Heilung bis zum Ende zu beschreiten.

Weiterführende Adressen, Links und mehr

• Diagnostischer Fragebogen zu Dissoziationserfahrungen (DES II):

https://www.dissoziation-forum.de/index.php/dissoziation-2/frageboegen-skid?download=4:des

• Foren für Betroffene von DIS und dissoziativen Störungen:

https://www.seelenwelten.de/index.php?board/969-dissoziative-st%C3%B6rungen/
https://trauma-und-dissoziation.com/forum/

Lichtweg:

Online Selbsthilfe-Plattform für Betroffene von sexualisierter Gewalt in der Kindheit
https://www.lichtweg.de/

• DIS-Beratungs-Telefon von VIELFALT e.V.:

Mittwoch: 17.00-18.00 Uhr, Freitag: 9.30-11.00 Uhr
0421 / 7 94 94 34
Webseite: https://www.vielfalt-info.de/

• Hilfetelefon 'berta' – Betroffene organisierter sexueller oder ritueller Gewalt:

0800 / 30 50 750

• Hilfetelefon sexueller Missbrauch:

0800 / 22 555 30

• Notruf bei körperlicher, sexueller, verbaler od. emotionaler Gewalt

24/7/365 in 17 Sprachen – vertraulich und kostenlos
Telefon: 08000 / 116 016
Webseite: https://www.hilfetelefon.de

• LARA - Fachstelle für sexualisierte Gewalt gegen Frauen:

Beratung und Krisenintervention
Mo.-Fr. 09.00-18.00 Uhr
Telefon: 030 216 88 88

- **Peer-Beratung für Menschen mit (p)DIS und deren Angehörige:**

https://www.fhf-stormarn.de/frauenfachberatungsstelle/selbsthilfe/dis-peer-beratung/

- **Linklisten zu Selbsthilfeforen und Beratungsstellen zum Thema Trauma und Dissoziation:**

https://dissoziation-und-trauma.de/links/beratung-therapie-und-selbsthilfeorientierte-angebote
http://www.freedom-dance.de/

- **Terminservicestelle der Kassenärztlichen Vereinigung (KV):**

Telefon: 116117

- **Datenbank zur Therapeutensuche nach Bundesland:**

https://www.bptk.de/service/therapeutensuche/

- **Psychotherapie-Informationsdienst (PID):**

https://www.psychotherapiesuche.de/
Kostenlose telefonische Beratung:
030 / 2 09 16 63 30
Montag 10-13 + 16-19 Uhr
Dienstag 10-13 + 16-19 Uhr
Mittwoch 13-16 Uhr
Donnerstag 13-16 Uhr

- **Kliniken für Traumafolgestörungen und dissoziative Störungen:**

Klinik am Waldschlößchen
Sudhausweg 6
01099 Dresden
(0351) 658777-0
http://www.klinik-waldschloesschen.de/

Asklepios Klinik Nord – Ochsenzoll
Langenhorner Chaussee 560
22419 Hamburg
(040) 181887-2338
https://www.asklepios.com/hamburg/nord/psychiatrie-ochsenzoll/experten/psychiatrie-und-psychotherapie-ochsenzoll/stationaere-behandlungen/persoenlichkeits-traumafolgestoerungen/behandlungseinheit-traumatherapie/

Schön Klinik Bad Bramstedt
Birkenweg 10
24576 Bad Bramstedt
(04192) 5040
https://www.schoen-klinik.de/bad-bramstedt/angststoerung

AMEOS Klinikum Dr. Heines Bremen
Rockwinkeler Landstraße 110
28325 Bremen
(0421) 4289-145
https://www.ameos.eu/standorte/ameos-west/bremen/ameos-klinikum-dr-heines-bremen/leistungen/psychiatrie/behandlung-von-menschen-mit-traumafolgestoerungen/

Klinikum Wahrendorff
Köthenwald 10
31319 Sehnde – Köthenwald
(05132) 90 2929
https://www.wahrendorff.de/unsere-einrichtungen/kliniken/traumazentrum/

Parkland-Klinik
Im Kreuzfeld 6
34537 Bad Wildungen-Reinhardshausen
(05621) 706-0
https://www.parkland-klinik.de/akutmedizin/traumafolgestoerungen.html

Asklepios Fachklinikum Göttingen
Rosdorfer Weg 70
37081 Göttingen
(0551) 402 10 91
https://www.asklepios.com/goettingen/experten/psychotherapie/stationaere-traumatherapie/

DR. FONTHEIM Mentale Gesundheit
Lindenstraße 15
38704 Liebenburg
(05346) 81-0
https://www.fontheim.de/klinik-fuer-psychiatrie-psychotherapie-und-psychosomatik/abteilungen/traumatherapie-fuer-frauen

St. Alexius-/ St. Josef-Krankenhaus
Nordkanalallee 99
41464 Neuss
(02131) 5292-8308
http://www.psychiatrie-neuss.de/behandlungsangebote/fachbereich-allgemeinpsychiatrie/psychotherapeutische-stationen-mit-schwerpunkt-borderline-trauma/

Rhein-Klinik
Luisenstr. 3
53604 Bad Honnef
(02224) 185-114
https://www.rhein-klinik.de/patienten/abteilungen-konzepte/abteilung-1.html

Klinik Hohe Mark
Friedländerstraße 2
61440 Oberursel
(06171) 204-0
https://www.hohemark.de/behandlungsspektrum/traumafolgestoerungen-patientinnen/

CIP Klinik Dr. Schlemmer
Stefanie-von-Strechine-Straße 16
83646 Bad Tölz
(08041) 8086 505
https://www.klinik-schlemmer.de/behandlung/#h_behand

kbo Isar-Amper-Klinikum München-Ost
Ringstraße 15
85540 Haar
(089) 4562-3727
https://iak-kmo.kbo.de/index.php?id=1072&fs=0%2C%7Chttp%3A%2F%2Fwww.iak-kmo.de%2Findex.php%3Fid%3D552%C4rztlicherDirektorin%22